未来を拓く人文・社会科学 3

高齢社会を生きる

老いる人／看取るシステム

清水哲郎 編

SHIMIZU, Tetsuro

東信堂

目次／高齢社会を生きる

装丁：桂川潤

◆本書を読むためのキーワード

高齢化の進行

わが国の高齢化は加速度的に進行している。一九七〇年に高齢者（六五歳以上）人口比率が七パーセントを超える「高齢化社会」へ、そして一九九四年には一四パーセントを超える「高齢社会」へと突入している。そして、二〇〇〇年には一七・三パーセントに達し、今後もますます高齢化は進み、二〇一五年には二六・〇パーセント、二〇五〇年には三五・七パーセントと推測されている。（『平成一八年版高齢社会白書』による）

インフォームド・コンセント

ケアを受ける者（患者）が主権を持つ領域（主として身体）に対してケア提供者（たとえば医師）が侵入して、あるケア（治療）を行って良いとする、ケアを受ける者からケア提供者に対してなされる許諾であって、その許諾に際して、ケアを受ける者は自らの置かれた状態やなされるケアの内容について十分情報を得ている場合をいう。ケア提供者は、相手の領域に侵入するようなケアをする際には、インフォームド・コンセントを得た上で行わなければならないとされる。

国民医療費

一九九九年度に、国民の医療費は三〇兆円を超え、人口の高齢化による老人医療費の増大との関連が指摘され、健康保険制度の破綻の危機が論じられた。以降、老人医療費の対象年齢引き上げなど、多くの抜本的な改革が検討・提案され、さまざまに実施されて今日に至っている。

一般病床と療養病床

二〇〇一年の第四次改正医療法で、病院の結核病床、精神病床、感染症病床以外の「その他の病床」を、「一般病床」と「療養病床」に区分した。この一般病床と療養病床の違いは何かというと、一般病床はケガや病気などで急性期医療（緊急または重症である患者に提供される入院や手術検査などの専門的な医療）が必要な患者のための病床であり、療養病床が慢性の病気などで長期的に入院する患者のための病床であるという点にある。急病などで搬送されるのは一般病院だが、一般病院は急性期医療が必要な患者のための病院であることから、患者は病状が安定すればすぐに退院しなければならない。療養病床は長期的な入院は可能ではあるが、あくまで医療機関であるから、基本的に医療が必要でない患者は長期的に入院できない。

ＱＯＬ（クオリティ・オブ・ライフ、生（生活）の質）

　ＱＯＬとは、どのような生を生きているかが問題であるとして、生（生活）の質を評価する際の観点である。ある人の生きる環境（身体・精神・人間関係・社会的状況など）が、その人がしたいことができるように、人生の選択の幅が広がっているようになっているかどうかによって、ＱＯＬは評価される。たとえば、痛みはないほうが、身体の機能はできるだけ保たれるほうが、また、人間関係や家庭の環境などが良好なほうが、ＱＯＬは高い。医療のしていることは「できるかぎりの延命およびＱＯＬ向上・保持を目指す」と一般的にいうことができる。

事前指示

　将来自分が意思決定できない状態になった場合に、どのような治療を希望するか、あるいは拒否するかを、前もって意思表明しておくこと。事前指示には「代理人指示」と「内容指示」という二つの型がある。「代理人指示」は、患者が自分に代わって医療的な決定をする人を指名するものである。「内容指示」は、リビング・ウィルとも呼ばれ、将来起こるかもしれない状態について、そうなった場合に対処するやり方や治療の希望を具体的に指示するものである。

人工栄養法

　摂食や嚥下《えんか》が困難な患者に対する人工的な栄養と水分の補給法には、腸を使う経腸栄養法と、腸を使わずに静脈から栄養分を投与する静脈栄養法がある。静脈栄養法には末梢静脈を使う末梢点滴と中心静脈栄養法がある。末梢点滴では生命維持に必要十分な栄養を投与することは困難であるが、中心静脈栄養法では高カロリーの輸液が可能である。腸を使う経腸栄養法はチューブを通して流動食等を投与する方法なので一般的には経管栄養法と呼ばれ、おもな方法として、鼻から胃の中にチューブを通す経鼻経管栄養法と、胃を腹部の表面から切開して瘻孔《ろうこう》を作り、そこに管を通して腹部から直接、胃の中に栄養等を補給する胃瘻《いろう》栄養法がある。腸が機能している患者では基本的には経腸栄養法を用い、静脈栄養法は用いない。

社会的入院

二〇〇六年の制度改革で、介護保険対応の療養型病床が廃止されることが決まった。これによって、約一三万人が行き場のない高齢者としてはみ出す。在宅での療養が困難な高齢者もいる一方で、家に帰ろうと思えば帰ることができるが、何らかの理由で入院を余儀なくされているいわゆる社会的入院の人たちも相当数いる。帰りたくても帰ることができない、この人たちの受け皿をどうするのか。家族が受け容れを拒否する場合も多く、この介護療養病床に入院していた人たちが家に戻るのは、本人にも家族にも辛いものがあろうし、現実問題不可能である。

在宅の看取り

一九六〇年頃、七〇パーセントの人が在宅で亡くなっていた。その在宅死と病院死の人数の割合が逆転するのは、一九七五年頃のことである。そして現在は、八〇パーセントの人が病院で亡くなっている。このことに伴って、在宅で亡くなる人を家族が看取った文化がほとんど失われてしまっている。療養病床廃止に伴い予測される在宅死の増大に向けて、在宅での医療、そして地域における看取り文化の再構築が求められている。

高齢社会を生きる　老いる人／看取るシステム

序　高齢者にとっての生と死

清水　哲郎

　私の身近には、高齢者の医療と介護が実際に行われているケースが二つある。一人は私の母である。東京で妹夫妻が二世代住宅のようなところで、母を見てくれている、いや、くれていた、と言うべきだろう——というのは、この原稿を書いている最中（本当のことを言うと、デッドラインを過ぎて、書かねばなあと思っていた最中）に、膵臓がんに起因する消化管大量出血により、心停止に至るという仕方で、歿《なくな》ったからである。八五歳であった。もう一人は私の妻の母で、現在仙台で同居している。一人で暮らせなくなって同居し始めてから七年経った。八九歳。身体的にも精神的にも徐々に衰えてきているが、以前より良くなったところもある。妻は母のケアに日々を過ごし、なかなか辛い状況である。この二つは高齢者の人生の辿り方として対照的と思われるところがあるので、これまでの経過をもう少し詳しくレポートしておこう。

東京の母は、夫が多発性骨髄腫で最後の日々を送る間、介護をし続け、その没後、独りの寂しさと自由のないまぜになった生活を束の間送ったが、大動脈瘤が見つかり（八〇歳を過ぎていた）、どうするかという意思決定をしなければならなくなった。放置するとやがて動脈瘤が破裂する虞《おそれ》も出てくる。手術によって問題を取り除くという手段があるが、高齢のためリスクも大きい。当初は医療者側が手術に消極的であり、動脈瘤もただちに破裂の虞があるというまでには大きくなっていなかったこともあって、経過観察をしていた。やがて、医療側が手術をしても良いという判断になってきて（家族からすると、経過観察を通してそのように医療側の判断が動いたと思われた）、母や家族がどう希望するかによっては手術ということもあり得る（あるいは、してはどうか）という状況になった。心臓直近の大動脈瘤ということで大きな手術になるわけで、これほど高齢になってそういう手術をすることのメリットとリスクを考えると、私は何も手術をしなくてもと思い、母に面と向かってそう言ったこともある（息子に「そうしてまで生きたいか」と言われたと、後々まで母はその私の言動が気に入らなかったらしい）。だが、母は「いつ破れるかと不安な日々を過ごすよりは、手術して決着を付けるほうが、心やすまる」として、手術を希望した。そこで家族も、リスクを承知した上で、そういう理由で手術を希望するのであれば、それに同意しようということになって、手術に踏み切ったのである。

手術の結果、母は大動脈瘤が破裂するかもしれないという虞からは解放された。回復には時間がかかったがまあまあ回復してきた。困ったのは喉の飲み込みがうまく行かない点である。手術連関で、声帯を動かす神経に問題が起こったらしい。医学的な対応をした結果、少しは改善されたが、結局、以降食べ物はすべて細かく砕いたものでなければならなくなってしまった。介護のキーパーソンである娘（私の妹）は仕事を持っているため、朝食は作って出かけるが、昼と夕方はほとんど毎日ヘルパーさんが来て、食事を作ってくれていた。砕き方によって食べやすい・食べにくいの差が出るのでそれなりのコツが要る。液体状のものも、ゆるさ・固さが微妙に飲み込みやすさに影響する。加えて、細かく砕いたものではあるけれど、それぞれの素材の雰囲気が出るように工夫する（それには香りが鍵になる）など、丁寧に考えてくれていたようだ。身体のケアについてもいろいろあったが、大雑把に言えば、自力で歩行できたし、精神の働きは衰えず、自分で判断したり選択したりしていた。それまで好んでいた友人、知人との外出はできなくなったが、読書やクロスワードパズルなどを好んで、それなりに楽しいことを見つけていた。

ところが、この一月に黄疸になり、その原因を調べる過程で膵臓がんがあることが分かった。黄疸対策で、胆汁が流れるように胆管に管を挿入して、退院し、在宅療養を続けた。妹夫妻が頑張ったことはもちろんであるが、父を看取った時に来ていただいていた在宅ホスピス専門の医師（ライフケアシステムのS先生）が、父の死後も母のことを定期的に見て下さっていたので、心強かった。ヘルパーさんたちもこれまでと同様に来ていただいていた。その他、友人や、ご近所の方のボランティア的援助、母はキリスト教徒であったので教会の方たちの精神的支えなど、多くの方に支えられていた。

膵臓がんが見つかったとき、予後数ヶ月から一年という一般的予測を家族は医師から伝えられていた。

が、本人の衰えは見た目には緩慢だったので、まだしばらくはこの調子で行けるかなと思っていたが、六月二四日夜、相当量の下血と吐血があり、緊急入院した。二五日、一旦は落ち着いたが、二六日未明に再度出血して、心停止となった。がんの進行が何らかの仕方で消化管からの出血をもたらしたのであろう。私はその時仕事で出張先にいたが、携帯がかかってきて妹夫妻から状況が説明され、心停止となった場合に蘇生をするかどうかを問われたらしくて「しなくて良いですよね」と聞かれたので、「これまでの経緯からしてしないで良いと思う」と答えた。母は以前から、本人に負担となるような積極的な治療は「もういい」と言い、検査などもできるだけ避けたいという態度を示していたので、この状況で蘇生を試みることは、本人にとって益にならないというだけでなく、本人の意思にも副わないといえた。振り返ってみると、死の一〇日くらい前だったか部屋でころんでから、トイレに行くにも介助を要するようになったが、それまでは日常的動作は自立しており、理解力・判断力は最後までしっかりしていた。そういう状態のままで死に至ることができたということは、本人にとってある意味で幸いだったとも言えるかもしれないと思っている。

もう一人の母、つまり妻の母は七年前から同居しており、妻が介助のキーパーソンとなっている。それまで母は横浜で独り暮らしをしていた。が、加齢による衰えにより、食事等の世話が自力でできなくなり、栄養失調になってしまった。このことに気づいて妻は母を仙台に連れてきたのがきっかけで、もう自立した生活ができなくなっていることが明らかになり、同居することにした。この時は、母の理解力・

判断力が衰えてしまっていたため、私たちがそうすると決め、母にそうするよと説明し、横浜の家を引き払ったのであった。以来七年間、身体の機能は徐々に衰えてきている。物忘れをはじめとして精神の力も徐々に衰えているが、思ったよりも衰え方は緩慢である。気持ちのあり様は、最初の頃よりも安定し、おだやかになったかもしれない。最近経験したことを忘れるという点では、ほんとにほとんどすべて忘れるのだが、覚えていることもある。昔のことはよく覚えている。テレビの時代劇を好むが、その筋は分かっていない。しかし個々の場面で理解していて、それなりに適切な批評をすることもある。家族とちょっとしたことで言い合いになる時など、おやと思うような知的な切り返し方をすることもある。忘れると言うけれど、まったく忘れてゼロになるわけでもなさそうだと思うのは、親しかった人の死を伝えられた時に、最初は悲しんで泣くが、何回か繰り返した後は「えー、○○さん亡くなったの？　知らなかった、誰も教えてくれなかった」とは言うものの、感情は高ぶらなくなるということから感じたことである。

忘れるということより本人にとって困ったことは、生活の組み立てについて自立がまったく失われていることだろう。朝起きたら服を着替え、洗面をし、朝ごはんを食べ、食後に薬を飲む、……といった毎日のサイクルを自力で辿ることができず、周囲の者が次々と、「服を換えて」「顔を洗って」「お薬をこれとこれ、飲むんだよ」等々、何をするかを提示しないと進まない。ましてや、「今日はデイサービス」「今日は病院」、また「今日から三つお泊り（ショートステイ三泊）」といったスケジュールは娘夫妻の管理下にある。そうはいっても、本人が気持ちよく動ける（あるいは動かされる）ためにも、本人が納得していないとうまく行かないので、本人がさしあたって気の進まないことをする時など、その都度説明し、納得してもらうプロセスが繰り返し必要となる。外食をする時など、何を食べたいかを聞き、メニューを説明して「お母さん、何が食べたい?」と聞くと、選ぶことはできる。ただし、だんだん食べられる(舌に合う)ものの範囲が狭まってきている。

妻は、自身も度重なる手術の後遺症をかかえ、加齢とともに身体がますます弱くなってきているのに介護をするということで、負担が大きい。母の世話に明け暮れ、自分が外出したい時にもその間の母の世話の手配をした上でないと外出できないという生活も八年目に入って、なかなか辛い状況にあるが、めげずに動いている。彼女は、ケアマネージャーとしばしば話し合い、ヘルパー派遣元、デイサービス、ショートステイ受け容れ先の老健施設の担当者と話し合い、介護保険でできること、できないことを見分け、できないことは介護保険外の助け合いを利用して補い……と、社会資源を大いに活用しながら、がんばっている。医療面では、大学病院の漢方外来に通い、加えて最近、近くの病床を持った医院から月一回の往診をお願いして、母の全身状態の保持・改善と今後緊急の対応が必要になった時に備える態勢をつくっている。私は仕事で家にいないことが多いのではあるが、家にいる間は妻を援助して、ケアに参与している。医療・介護をめぐって人間関係は多方面に広がり、多くの方に支えられている。半面、二四時間看ている家族に見えている母および母と娘夫妻の家族関係における意思決定プロセスと、ヘルパーに来ているとき、デイサービスに行っているときだけ母を見て判断し、また家族外の立場から母と娘夫妻の関係を見ているであろう介護側の理解とのずれが、ストレスになることもある。母とどう付き合っていくことが適切なケアかということをめぐる理解のずれを感じることもある。

丁寧に介護したためか、母は（以前よりずっと手がかかるようになってきているにもかかわらず）要介護2という評価にとどまっており、介護保険の点数はじっさいの当事者が感じる必要をカバーしきれない——「私たちが介護の手をぬけば、母の状態はずっと悪くなり、介護度が上がって点数が増えるのに」と矛盾を感じる（つまり、丁寧にケアすることをプッシュするようなインセンティブがないのである）。また、介護保険でできることの範囲を超えたところで助けが必要なことがしばしばある。こういった現実のあれこれを通して、医療と介護という社会の仕組みについて考えさせられてもいる。

以上、私の身内の例を二つ挙げた。大きい疾患を抱えて、比較的短期間で、身体面・精神面でそれなりの能力が残っている状態で死に至った東京の母と、長期間にわたって全体的に緩慢に衰えるという老いの日々を送っている仙台の母と。どちらのほうが良いというわけではないし、すべての人が、幸いにして高齢に至るまで生存したとして、経なければならない老いのかたちは、千差万別であって、この二つで尽くされているわけでもない。だが、こういうささやかな経験の中で、私は自分が、また私の妻がやがて辿る（あるいは「すでに辿りつつある」と言うべきか）途を想い、現在老いの生活を送っている方たちの日々を想い、自分の親族の世話をしている家族たち仲間のさまざまな苦労を想い、そういった人たちを支える社会の医療・介護を中心としたシステムについて考えていた。本書は、私にとってはそういう現実の只中で企画されたのであり、結果として、右に述べたような生活者としての私の思い（の少なくとも一部）に応えるものとなったのではないかと思う。

本書は、日本学術振興会の事業である人文・社会科学振興研究事業の一つとして行われてきた研究プロジェクト《医療システムと倫理》の研究成果の一部を広く社会に提示するという意図の下に企画された。この研究プロジェクトは二つの研究グループから成っている。一つは《医療現場の意思決定・問題解決・協働》（通称清水グループ）、もう一つは《医療システムと医療専門家組織、保険者、民間保険機関の役割》（通称吉田グループ）である。本書は吉田グループから出された諸稿（第六～八章）が高齢者医療というテーマであったために、清水グループもこれにテーマを合わせて企画を調整する（第一～五章）という仕方で構成されており、そのおおよその内容は次のとおりである。

まず、第一部は、医療現場の意思決定という局面を念頭に、高齢者本人と家族が医療の場でどのような選択をしていくかという観点で、三つの章から構成されている。第一章は高齢者ケアをどう考えるかについて、高齢者本人、その家族、社会的なケア提供者という三つの視点からの概観である。第二章は特に将来自分が意思決定できなくなった場合に備えて予め行う事前指示というテーマに絞った検討である。第三章は食べるということをめぐって、自力でうまく食べられなくなった時に、栄養補給をどうするかという、高齢者にしばしば起きる問題に焦点を当てている。

次に第二部では、地域あるいはコミュニティにおけるケア、ことに看取りのネットワークのあり方を考えている。第四章では、日本の文化、地域の文化の中で死に至るまで生きていく高齢者のあり方を、人と人の「間」に着目して考える。また第五章では、ホスピスボランティア活動の現在をレポートしながら、市民活動の可能性を探る。

最後に第三部では、高齢者医療システムの現状と課題がテーマとなる。第六章では、療養型病床病院の個人データを分析しながら、高齢者が置かれた現実の一断面に迫る。第七章では、高齢者の医療システムを財政的に維持しながら、より良い医療・介護サービスを提供していくことを目指した、現状の分析と提言とがなされる。

最後に第八章は、これからの高齢者医療のあり方を模索する実践の試みとして、「ナラティブホーム」という新しい看取りを創り出そうとしている現場の医師からのレポートであり、第一章から第七章までの話との呼応を読者は感じられることと思う。

Ⅰ　家庭と医療現場をつなぐ

第一章　人生の終末期における医療と介護
——意思決定プロセスをめぐって

清水　哲郎

日本は、二〇〇七年も女性は長寿世界一、男性もそれなりにがんばっている。お年寄りの割合が増えており、「高齢社会」という用語がさかんに使われて、いろいろ論議されている。お年寄りが増えているということは、当たり前のことだが、高齢になって死ぬ人が多いということだ。いや、若くして重篤な疾患で、あるいは事故に遭って死に至ってしまう人もいるとはいえ、その割合が減ってきて、長生きする人が増えているということだ。夭折する人の割合が高かった昔から、老いて死に至るというのは自然のプロセスだと考えられてきた。ただし、「人生五〇年」と表現されていた時代の「老いて死に至る」年齢と、現在とではずいぶん違う。私も還暦を迎え、行く末がほのかに見えるようにも思えてきた。とはいえ「日暮れて、なお道遠し」というわけで、いろいろやることがあり、まだすぐ死ぬとは思っていない。あるいは、まだ夕方であって「日暮れて」とは思っていないところがある。

〈終末期〉とは　老いの日々は人生の終末期《ターミナル》だということができよう。「終末期医療」あるいは「ターミナルケア」というと、人生の終わりに直面している患者に対して、どのような医療目標を立て、生の終わりの時期をどのように生き、どのように支えるかに焦点を絞った対応をする医療ないしケアである。はじめ、こういう用語で、がんやエイズといった疾患の場合が考えられていた。しかし、やがて現場で終末期医療に携わる者たちは、これはがんやエイズに固有のことではなく、より広範囲に妥当することだと考えるようになった。そのときに指摘されたのが、高齢者医療の少なくとも一部には終末期医療と共通の考え方が成り立つということであった。たとえがん等の際立った疾患がなくても、高齢のために身体ならびに精神の働きが衰えてくると、死に近づいていると感じ、人生の最後をどのように過ごすのが良いか、また周囲の者はどう看取るかを考えざるを得ない。まさに人生のターミナル期であることに違いないのである。

治療方針を決める際に、死を考慮に入れるかどうか　だが、終末期というのは、どういう事態なのだろうか。さまざまな医療の場面で終末期ということを考えるようになると、終末期といっても必ずしも死が週単位、月単位で近くに迫っているというわけではないし、疾患を治すということを諦めて、ただ症状を和らげることだけを考える時期だと決まってもいなくなる。では、いろいろな場面に共通するような〈終末期〉の基準をどこに求めたら良いだろうか。それは〈治療方針を決める際に、患者はそう遠くない時期に死に至るであろうことに配慮するかどうか〉にあるということができるのではないか。たとえば、まだ若い人が重篤な疾患に罹ったとして、手術をしさえすれば、相当程度の障害は残るが完治すると見込まれる場合、治療方針を決める際に、「その人も、他のすべての人と同様に、いずれ死に至る」ということは考慮の外に置かれる。手術後の体力回復に相当時間がかかったとしても、また障害を克服するのに相当時間がかかったとしても、そうしたつらい時間を補って余りある人生が、その後に待っていると見込まれるからである。だが、相当高齢の方が同じような状況に置かれた際には、その方の人生の残された時間を考慮に入れるべきことになる。つまり、手術によって目下の疾患は完治するとしても、手術をすることによる体力の低下から回復するのにある程度の時間がかかり、その間に老いによる体力の低下が進んだため、結局その患者の残りの人生はＱＯＬ（クオリティ・オブ・ライフ、生の質）が低い状態がしばらく続くだけのものだった、というようなことになりかねない。この場合、手術をしないでおいて、疾患によってだんだん全身状態が悪化して死に至るというほうが、今しばらく現在の生を続けることができるだけ、手術をするよりは良いと評価され得るかもしれない。また、ある重篤な疾患があるため、どの治療を受けたとしてもそう遠くない時期に死に至ることが避けられない人の場合、どのような治療を受けるか（受けないか）ということは、残された時間をどう生きるかということと連動して決まる。つまり、延命だけではなく、残りの人生の内容が全体としてどれほど豊かであり得るか（どれほどのＱＯＬを保つものになるか）が、治療の選択肢の評価を左右する。このようにして、ある治療をするかしないか、またどの治療をするかを検討し、治療（ないし不治療）が患者にもたらす益と害を評価する際に、「死に至るまでの時間がかぎられている」ということが効いてくるような状況が〈終末期〉であるということになる。

ここからすれば、高齢になって、治療にかぎらず生活一般について選択する際に、「死に至るまでの時間がかぎられている」ことを考慮するような状況になったら、そういう人は高齢という人生の終末期にあるということができる。もちろん、この場合、終末期は時間としては、がんの終末期とは比較にならないほど長いのが普通で、数十年にわたるかもしれないのである。

さて、本章では、「人生の終わりの時期における医療や介護についての意思決定はどのようにしていったら良いか」という観点で、高齢者ケアのあり方を考えてみたい。このことを考える場合に、まず、どういう立場から問題を見るかを区別しておこう。つまり、以下に挙げる三つの立場がある。

三つの視点から――私・家族・ケア提供者　第一に、私自身が高齢者である、あるいはやがて高齢者になるということから、高齢者の立場に私を置いて考えるという視点がある。第二に、高齢者を介護する家族の立場に身を置く視点がある。現在すでに介護をする立場にある読者もいるだろうし、今後そのような立場になることを予想して、この本を読んでおられる方もいるだろう。第三に、高齢者の医療や介護を社会的に進める働きに何らか携わっている立場がある。医師や看護師、あるいは介護系の仕事に携わっているケアマネージャーやヘルパーといった職に身を置いている方、ボランティアとして活動している方、また、こうした仕事について考えようという方が読者にはおられるだろう。第一の立場は、ケアを受ける、あるいは社会的なケアの資源を利用する立場、いわば一人称で高齢者について考えるものであるのに対し、第二、第三の立場は、高齢者にケアを提供する側、いわば二人称の立場である。第二（家族）のほうが本人とのつながりは深く、かつては育てられた子が育ててくれた親を介護するというように、時間的にも長い経過が背景にあり、人間関係はより具体的で複雑である。ごく親密な間柄においては、相手の痛みや悲しみ、楽しみや喜びは「あなたの」（二人称）ものというばかりか、「私の」（一人称）ものとしてある。相手の気持ちを慮《おもんぱか》り、いや、慮るという以上に私の気持ちとして感じてしまう。私は相手に浸透し、相手は私に浸透するという仕方で、両者は相当程度一体化している。いわば二人称と一人称が並存しているようなということができるだろう（一・五人称？）。これに対して、第三の立場においては、人間関係はもちろん二人称なのだが、社会的なケアに携わるという職務上のつながりが基礎であり、少なくとも出発点においては他人同士（三人称）の〈よそよそしい〉間柄である（いわば、二・五人称）。

一　私の人生の終わりに関する意思決定——一人称の視点

人（＝私）は皆（いくら長く生きたとしても）老いていずれは死に至る。では、そうなった時に、私はどのように自分の人生の最後を生き終わろうか。最後の日々をどう過ごそうか。——「どう過ごそうか」と考えることができるのは、私が現在は自分の今後を見通し、私の人生の物語りを語りつつ、物語の最後の一章において、どのような選択をしようかと考える理解力・判断力を備えているからだ。現在すでに高齢者である方が読者である場合も、身体はすでに相当不自由でいらっしゃるかもしれないが、少なくともこういう書物を読んで考えるという気力や理解力がある方であるはずだ。

自分の行く末を考えることは、現在の状況と行く末として考えている状況との差が大きければ大きいほど、現実味のない思考となる。青年時代の私は、自分の老いた日々について考えることはほとんどなく、考えても絵空事のような、あるいは具体性を欠く、抽象的なものでしかなかった。だが、還暦を過ぎた今、私は私の人生の最後を現実のこととしてリアルに、具体的に、考えるようになってきている。たとえば、書籍を整理する、入手するという際に「私は死ぬまでにこれを読むだろうか？」と考え、若い時よりはずっと書籍への執着は弱くなっている。好きな植物栽培についても、確かに今でも珍しいものがあると欲しいと思う。が、常に「どうせ手に入れても、やがて私の技術が衰え、枯らすか、技術のある人に譲るかすることになる。そうでなくても私が死ぬことを考えて、適当な時期に誰かに後を託すことになるなあ」と思っている。だから、私の好きな稀なものを見ても、欲しいという執着が確実に弱くなっている——まさに「冥土には持っていけない」のである。これはほんの一例であるが、このように私の現在の日々の具体的な選択に、あるいは好みに、いつのまにか「私はいずれ死ぬのだ」ということの配慮が入ってきている。先に〈終末期〉の定義について、遠からず死に至るということが方針選択に際して計算に入ってくる場合だとしたが、これを敷衍して言えば、私の生活はこの意味では終末期に入りつつある。もちろん、私の現在のあり方は、もっと高齢になった方々のあり方に比べれば、まだまだリアルでなく、具体性を欠いているであろう。また、非常に抽象的には、若い頃の私も、「人は皆（したがって私も）いずれ死ぬ」とは考えていた。そして、そのことが何らか私の行動に反映していたであろう。だから、リアルかどうか、具体性があるかどうかということは、連続的なものであると言えるかもしれない。そうだとしても、少なくとも、私はだんだん老いてきていることは確かである。

日々の瑣末《さまつ》な（と見える）私の選択や好みにすら、私は遠からず死ぬのだということが計算に入るようになっているのだから、医療や介護を受ける立場に身を置いて考える時にも、このことが要となってくるだろう。とはいえ、今、たとえば私に喉頭がんが見つかったとして、医療者が「喉の手術をして、声帯などは取り去り、喉に今後ずっと穴があいて、そこから呼吸することになります（永久気管孔）。声を出せなくなるだけでなく、他にも生活上、いろいろ不便なこと、不快なことが生じます」といってどう不便・不快なのかを説明し、それでも次のように手術を勧めたとしよう。――「でも、根治手術が可能なので、まず再発の懼《おそ》れはありません。声が出なくなっても、清水さんの年なら、発声法の訓練ができますよ。いろいろ不快なことがあっても、まだまだ研究者としていろいろお出来になるでしょう。これまでご家族の病や死を飯の種になさってきたのですから（いや、清水さんご自身が常々そうおっしゃっているので引用しているだけですよ、これは）、ご自分が患者になられて、そういう手術を受けて生きるということもまた、清水さんの相当大きな〈飯の種〉になるんじゃないでしょうか？」これに対しては、私は「それはそうだな」と思うのではないかと、自分の選択を想像する。だが、同じ病状に八〇代後半でなったとしよう。医師がそれでも根治的治療が可能だからといって、手術を勧めたとして、私は同意するだろうか。今の私が、八〇代後半の私を想像していうかぎりでは、「いや、この年になってそういうことはもう結構です。根治手術をして、たとえ順調に回復したとしても、声を失い、いろいろつらいことを抱えて生きる、それもどれほど長く生きられるかわからない状況なのですから、このまま自然に病気が進行するのに身を任せたいと思います。せいぜい放射線くらいなら受けてもいいですけど」などというのではないだろうか。

私の中の可変的なもの・恒常的なもの　ただし、現在の、まだ八〇代になっておらず、喉頭がんでもない元気な私が持っている人生観、価値観は、じっさいにその年になり、その病になった私がその時に持つであろう人生観、価値観と一致するとはかぎらない。人間は変わるものだ、変わり得るものだということを、ここで私たちは留意する必要がある。次章で「事前指示」ということがテーマとなる。私が自分で意思決定できなくなった時のことを想定して、元気なうちにどうして欲しいか意思表明しておくことだが、これを行うとしても、人間はじっさいその場になり、その身になってみなければ、本当のところは分からないのだということを前提した表明の仕方が必要だろう。とはいえ、私らしい生き方、私らしい考え方というのはこれまでの人生を通して形成されてきており、あるいは、若い時の初心が一貫しているので、その線上に老いた私の、私らしい選択を予想することはできるだろう。要するに、私の中の可変的要素と恒常的要素を私なりに見分ける検討が必要だと思う。

自分が衰えていくことを予想する。他人に生活のすべてにわたって面倒を看てもらわなければならなくなった私を想像する――「そうなってまで生きたくない」と思う人は多いだろう。私は以前は確かにそう思っていたし、今でもそういう思いが心の中にないわけではない。ずっと元気でいて、最後は寝たきりになったりしないでぽっくり逝きたいという願いに応えてくれるご利益があるという「ぽっくり寺」や、同じ思いを「ピンピンコロリ」と表現するごく普通の生活者の思いがある。確かに、元気で最後までいて、ぽっくり逝けたら良いだろう。だが、そうならなかったら駄目なのだろうか？　寝たきりで過ごすことは不幸だろうか？　「そんなふうになってまで生きたくない」という私の思い、あなたの思いは、「そんなふうになっても」生きている人を切り捨てていないだろうか？

社会的資源を大いに利用することが社会への貢献だ　別の面からこのことを考えてみたい。「そんなふうになってまで生きたくない」と、私やあなたが思っているとする。その時、私やあなたは「そんなふうになる前に人はなんらかの仕方で死を選択すべきであって、そんなふうになってまで生きている人を、社会は手厚くケアしたりしないで良い」と考えているだろうか？　そうは考えていないのではないか。社会は「そんなふうになった」人を手厚くケアすべきだと私やあなたが考えているのであれば、自ら「そんなふうになった」時には、社会が用意するケアの資源を率先して利用し、資源を利用するのが当たり前だという社会の常識を形成するのに手を貸すべきではないか。社会は「そんなふうになった」人を手厚くケアすべきだが、私はそんなふうになったら死にたいというのは、まずいだろう。

社会資源を利用することは、社会が弱者にとって過ごしやすい、居心地の良い社会になるために必要なことである。家族の世話になりたくない、社会の世話になりたくないというのは、私単独、あなた単独で考えればかっこ良いことかもしれないが、他の高齢者たち、後輩の高齢者たち、その予備軍のためにはならない。社会が提供するケアのシステムを利用する立場にある人が、じっさいにそれを利用することは、利用するのが当たり前という社会風潮をつくり、保つために必要なことだ。そういう社会を創り出し、保つためにあなたも私も貢献しなければならない。いろいろなことができなくなったら、当たり前のようにいろいろしてもらうこと、精神力が衰えて訳が分からなくなったら、訳の分かっている若い人たちに支えてもらうこと（ああ、その時、訳の分かっている若い人が私の周りにいてくれると良いのだが！）、そのように老いて衰えた私がそれでも堂々と社会の中に存在し続けること、社会資源を利用することこそが私にできる貢献である。訳が分からなくなり、いろいろしてもらう私の姿を天下に晒すことこそが、社会に貢献している私として自己肯定できる、つまりは尊厳ある、私の終わり方ではないか。

訳が分からなくなった私はきっと自由なのだ　私が本当に訳が分からなくなって、妻のことも見分けられなくなって、訳の分からないことを口走り、崩れていく姿を想像する。訳が分かっている（と思うのだけれど）現在の私から見ると、無残な老醜を晒している姿を想像して、「いやあ、いくらなんでも嫌だよ」と思う。でも、それは、訳の分かっている（つもりの）現在の私から見てそうなのであって、本当に訳が分からなくなった私から見て悲しかったり、残酷だったりするわけではない。そういう価値評価から自由になって、私は訳の分からない世界を「俺は訳が分からなくなっているなあ」とも思わずに、生きていくのだろう。それはそれで良いじゃないか、と思ってみよう。

人間、いくつになっても死ぬのは嫌だ、でいいじゃない？　東京の母は膵臓がんで徐々に衰えていく際に、「もういろいろしなくていいよ」と言った。「もういいよ」とはどういうことなのだろう。「死ぬのが良い」わけではない。辛い検査や治療に耐えていろいろすること、いろいろされることに疲れてしまったという感じだろうか。「いろいろやったりされたりがしんどい」のと、だからといって「それをしないと死に至ってしまうかもしれない」というのとを天秤にかけて、「もうしんどいのは要らないよ」といっているように私には聞こえた――**たぶん**私だったらそうなるだろうなあ、ということであるが。「死ぬほうが良い」わけではない。そりゃあ、嫌でしょう。でも仕方ないね、という心の動きを感じる――他の身内が同じように解したとはかぎらない。

仙台の母は、確か、一五年くらい前には「私はあと一〇年は生きないからね」といっていた。それから一〇年経った五年前には、「まだまだ死なないよ、死ぬのはごめんだよ」と言った。それから五年経った今も「まだまだ、まだまだ」といい続けている。「夢でお迎えがくることないの?」「こない、こない」。またある時は「みんな死んでいなくなっちゃったねえ」と母。で私は「皆向こうでお母さんを待っているんじゃやない? そろそろ行ったらどう?」(娘の夫はなんていうことをずけずけいうのか、と読者は思われるだろうが、じっさい平気で私はいい、母も平気で切り返してくるのである)。「いや、行きたくない。だって死んだら誰にも会えないもの」「冥土で会うのではないの?」「いいや、死んだらそんなこと何にもない」。まだまだ死にたくない、という気持ちの母らしい表現なのではないか。

人間誰でも「誰でもいつかは死ぬ」ということを知っている。でも、たぶん誰でも(少なくとも多くの人は)いつになっても「まだまだ死にたくない」と思っているのではないだろうか。たとえ「もうそろそろかな」と思ったとしても、「まだまだ」と「そろそろ」が同居しているものではないだろうか。「死の受容」だって? なぜ、受容しなければならない? いつまで経っても「死ぬのは嫌!」で何故悪い?――私はそう思うのである。

昔、ヨーロッパ北部のとある修道院に、アンセルムスという高名な思想家がいて、修道士たちが黙考（メディタチオ）する時にどのように考えをめぐらせたらよいか、範を示すべく『モノロギオン』（訳せば『独白録』）という書物をものした。私は高僧どころか、平凡な価値観、庶民の思いを体現するような生を生きている者であるが、そのような生の老いの姿をどう理解し、受け容れる（むしろ居直る）か、「範」にはとてもならないけれど、一つ独白を、あるいは価値観のブレーンストーミングを、やってみた次第である。価値観の再構築こそが、私が高齢になって世話をされる立場になる状況を考え、その時にどのような選択をするかを考える時に、もっとも要になるポイントなのではないだろうか。

二　高齢者をケアする家族から見た意思決定——一人称・二人称の視点の並存

高齢者にケアを提供する側の視点に立ってみよう。提供側といっても、家族のように、当の高齢者と個人的なつながりが先立ってあって、ケアをする立場と、社会の仕組みとなっている医療や介護の活動に何らかコミットしている立場とは、重なる面もあるが、相違も大きい。以下では、それぞれの視点からの全般的なことを見たうえで、ケアする立場に伴っている意思決定を中心とした倫理について考えたい。まずは、家族の場合から。

家族の成員同士のケアに携わる場合、特徴はケアする私とケアの相手とが家族内の親密な人間関係にもともとあった、あるいは、あったと周囲から看做されるところにある。〈身内〉という人間関係においては、自分と相手との距離が近く、「私のものはあなたのもの、あなたのものは私のもの」というように、自分のものと他人のものとの区別が弱く、家庭には皆の共同のものが沢山ある。家族内では、自と他は異なっており、互いに独立の存在だというよりは、自と他は同じであり、互いに浸透し合っており、互いに〈支え合う〉間柄だという面が強く出ている。ある家族の実態は互いによそよそしい関係にあるとしても、家族であるということで、親密な、支え合う間柄であることが周囲から期待される。

家族同士の浸透し合う間柄　個体間が浸透し合う間柄となっている家族の成員同士の間では、ギブ・アンド・テイクという互酬的なやり取りではなく、ある成員は無償で他の成員のために働き、ある成員は他の成員によるサービスを一方的に受けて平気であるということが、自然なこととしてある。このような状況は、ある成員の生活に関わる選択を別の成員が勝手にやることがある程度許されるという事態を伴ってもいることになる。たとえば、多くの家庭では、食事を作る役割を果たしている成員（主婦と呼ばれる人が該当することが多い）が、その日の夕食を何にするかということを、いちいち個々の選好を聞くことなく決めているのであり、他の成員はそこで出されたものを、自分が意思を聞かれなかったことに不満を覚えることなく、自然なこととして受け取り、食べている。また、他人に対しては言わない勧告や忠告を家族内ではいい合い、時には半ば押し付けるが、これを他人に対してしたとしたら、「要らぬおせっかい」と拒絶されるであろう。家族内でも、その押し付けが強いと、時に「大きなお世話だ」と反発されることにもなる。このように、親密で「一緒」という面が強い家族内では、それぞれについての意思決定に他の成員が干渉したり、また他の成員が勝手に行うということが、（事柄によるのではあるが）

日常的になされている。ことにケアする者とされる者という関係がある場合に、ケアする者はその相手の意思を聞かずに、「良かれ」と思うことをしてしまう傾向がある。もっともプリミティブなケアである、親が子を育てるプロセスを考えれば、このことは確認できるだろう。家族内高齢者を、その子や嫁がケアするという場面でも、当事者の高齢者が加齢とともに衰えていくにつれ、ケアする若い者たちの意向が方針決定に反映するようになる。「老いては子に従え」と、このような状況を追認することわざがあることは、社会がこのような家庭内のあり方を少なくともこれまでは肯定し、かつ奨励してきたことを示している。

本人に知らせないという振舞い　右に述べたような事情に加えて、身内の誰かが重篤な病に罹ったということになると、家族内の親密な関係においては、当人の身体的苦痛および精神的苦悩を周囲の者がより強く感じる、あるいは強く感情移入してしまうということが起きる。身内の痛みに対する閾値《いきち》が低いのである。そこで「母は、このような事実を知ったなら生きる希望をうしなってしまう」「娘にはこんな可愛そうな現実は耐えられない」として、本人には事実を話さないようにと、医師に頼んだり、あるいは事実の厳しさを和らげる方向での隠蔽や改竄を試みたりする。適切であるかどうかはともかく、これもまた、家族内での相互ケアの一つのかたちではある。

家族の一員をケアする立場にわたしたちが身を置いて考える時に、以上のような家族内の人間関係においていて起きる事情を自覚した上で、このような特徴ある振舞いがどこまで適切であり、どこから不適切となるかを考えておく必要がある。この場合、適切・不適切の分かれ目は、ケアされる当人を私たちが人間として尊重しているかどうかにある。相手の歩む道についての過度の支配や、抱え込みは、相手を愛しているがゆえの行為だとしても、真に一個の人間として尊敬を持って愛しているのではなく、あたかも自分のものであるかのように支配するという仕方で愛していることだからである。

生活設計を本人ではなく、家族がすること　デイサービスに週何回行き、来月のショートステイはいつにするか、病院にはいつ行くかといった、週単位、月単位の計画を、本人の状況によっては、本人を度外視して家族がケアマネージャー等と相談して決めるということがある。一日の生活にしても、朝起きて、顔を洗い、ご飯を食べて、食後の薬を飲み、入れ歯の洗浄をし、といったことを、一々介護にあたる家族がやるように言わないと、生活が進行しない状況のお年寄りの場合、介護者が一々それを本人に向かって「指示」しているように見える。身内の気安さからストレートな言葉遣いをすれば、他人から見ればきつくも聞こえるだろう。――こうしたことはまずいことだろうか。家族という当事者となって私は、結果として本人が家族からのこうした働きかけを受け容れ、応じているかぎり、また嫌なことは嫌と言えるようであるかぎり、これで良いのだと思っている。とはいえ、事態を見分ける力がさらに衰えてしまって、家族からの善意ある働きかけが善いものと分からず、反発するというようなことになった場合は、また別の考え方をしなければならないだろう。

家族全体の益を併せ考える　生活のスケジュールは、必ずしも本人がもっとも快適になるようにと作られているわけではなく、家族の都合や家族がケアの負担から一時離れてリフレッシュできるようにといった配慮が併せ考えられることもある。だが、本人にとってのベスト・インタレストではなく、家族の他の成員の益をも併せ考えた、家族全体のいわば益の総和を考えることは、不適切なことではない。もちろん、元気な人の益のほうが優先され、本人の益が後回しにされるというようなことは避けねばならないが、平均的に見ると、むしろ介護に当たる家族にしわ寄せがきて、大事な人生の一時期を犠牲にするというようなことが多いように思われる。それは、結局介護に当たる人のストレスを極限にまで高め、時として悲劇的な結末を招きかねない。「本人にとって一番良いように」というきれいごとだけでは済まない。とはいえ、本人に残された時間はわずかだという状況もまた、家族全体の益の総和を考える際には考慮に入る（卑近な話だが、わが家では、たとえばお寿司を分け合って食べる時に、老いた母の好みを優先し、より良いものを母に分配する。ウニが一つしかない場合、妻と私はそれを母に譲る。食べられるのもあとわずかの期間だからという配慮がここには入っている）。

家族全体の益の総和を考えた結果の選択が、本人にとっても一番良い選択であることが理想であるが、それは一家族の中でできることではない。社会の仕組みが整えられることによって、はじめて可能となる。ケアの社会化の方向をより推進すべきだ。こうして、ケアを考えることは、一家族、一医療機関を視野に入れただけでは十分でない。社会全体の方針が問題となる。

以上を要するに、本人の生活を設計する力が衰えた時に、周囲の者がそれを代わって行うことはおかしなことではない。ただ、本人に現在残っている力に応じてそれを説明して、納得づくでことを運ぶようにしないと、本人の気持ちや人間としてのプライドを傷つけることになる。押し付けるということでは、家族の中では他人同士よりも見た目では強い押し付けがなされ、それが家族内では許されていることがある――このことはただちに不適切ということにはならない。ここは加減がなかなか難しいところである――家族内の人間関係と、他人同士の人間関係とを同列に置いて、評価することはまずいが、確かに家族内だからというので、本人に嫌なことを無理に押し付けるという、まずい傾向にもなりやすい（これは一つ間違えるとある種の家庭内暴力になってしまう）。だが、嫌なことを無理に押し付けているかどうかに応じて、本人が妥当な振舞い（嫌がる、拒否する、欲しがるといった）をするかどうかは、本人の現時点での理解力・判断力如何による。となると、困難なケースでは、以上のようなことを弁《わきま》えた第三者（ケアの専門家）に、本人の理解力・判断力と本人が示している反応を見て、判断してもらうことが適切な場合もあろう。そして、すでに述べた、本人を含めた家族全体の益の総和という点からいって、妥当な選択肢が本人に「押し付け」られているかどうかによって、ことの是非を判断するということになるだろう。

家族同士における人間としての尊重し合いについては、以下のヘルスケア提供者の視点からのアプローチの中で改めて取り上げる。というのも、家族が患者の意思を代行するのか、それとも家族の都合に従って患者を動かそうとするのか、といった論点は、医療者など社会的なケア提供側と患者と家族が出会う場において問題として浮かび上がってくることだからである。

三　ヘルスケアから見た意思決定――二人称・三人称の視点の並存

高齢者の医療・介護に向かう第三の立場は、社会の仕組みとなったケアを提供する側の立場である。

医療や介護は現在、社会の仕組みとなっており、社会の構成員全員によって負担され（たとえば、医療保険や介護保険の負担金を支払っている）、高齢者等がその必要に応じて公平にケアを受けられることを目指すシステムが作られている。そのシステムの中で、利用者（ケアを受ける必要がある者）に対して、具体的に個別のケア活動をする役割を担っているのが、医師、看護師、ヘルパー、ケアマネージャーなどの専門家・実践家である。このようなケア提供者は、社会の仕組みとなったケア活動にコミットした時に、ケア活動に関わる倫理にもコミットしたのである。

「ケアはどのようになされるべきか」ということを倫理という名の下に考えることがあるが、それはケア活動に対して、どこかから倫理的な考え方や倫理原則と称するものが天下ってきて、「これを守れ」「これに則って活動せよ」と指令するということではない。そうではなく、倫理はケアにコミットしたケア提供者が自らの活動を「社会の仕組みとなったケアを提供する」活動だと理解している時に、そこに含まれていることであり、そこにおける倫理原則とは、ケア活動をしている際に自らが行動原則としていることを、ケア活動をする者たちの共通の言葉で表したものに他ならない。そこで、以下では、ケア活動の倫理原則すなわち行動原則を指標として、ケアのあり方について考えていこう。

ケアする者の三つの行動原則　ケア提供者の行動原則（倫理原則）としては次の三つを一セットとして考えるのが適当であろう。

P1　相手を人間として尊重する。

P2　相手にとってもっとも益となることを目指す。

P3　社会的視点から見て、公平であるようにする。

何故この三つなのか、これですべてをいい尽くしているか、という点についての説明はここでは省略して、以下では、それぞれについて一般的に説明した上で、高齢者医療・介護に携わる際の留意点を述べたい。

相手を人間として尊重する（原則第一）

ケアは、人間が人間に対して行う活動である。ケア提供者は自分が人間を相手にして活動しているのだということに由来する行動原則を持っている。それを「相手を人間として尊重する」と抽象的に書いた。では、それはどういうことであろうか。それは「人間とは何か」ということと連動して、具体的な行動のあり方に影響する。

一つには、人間は理性的に自らの状況を把握し、未来に向かって生きる道を選びつつ生きる者である（ことが望ましい）。その際には、他者に従属的であるのではなく、自ら自分の道を主体的に選ぶ（＝自律）者であることが期待され、その意味で人は互いから独立して生きる存在である。が、また一つには、人間は互いに支え合って生きることが必要なものであり、まったく単独で生きることはできない。また、単に理性的なものであるのではなく、同時に感情があり、身体があり（したがって身体の状況の影響を受け）、非理性的な振舞いをすることもある存在である。こうした、相互独立と相互依存、理性と非理性が並存しているのが生身の人間であり、そういう生身の人間を理解し、これを受け容れ、これに寄り添って歩むことが、ケアという活動には本質的なこととして含まれている。以下ではこのことを、意思、気持ち、存在を尊重することとしてみていこう。

相手の意思を尊重する　相手の意思を尊重することは、医療・介護の進め方の骨子である。治療方針を決めるに際しては、患者の意思を尊重しなければならないことは、医療一般に通じることであり、たとえば、患者が対応できる状態であるかぎりは、インフォームド・コンセントを得た上でなければ、治療を開始することができないといった点については、人生の終末期においても、通常の医療一般と何ら異なるところはない。ここでインフォームド・コンセントとは、ケアを受ける者（患者）が主権を持つ領域（主として身体）に対してケア提供者（たとえば医師）が侵入して、あるケア（治療）を行って良いとする、ケアを受ける者からケア提供者に対してなされる許諾であって、その許諾に際して、ケアを受ける者が自らの置かれた状態やなされるケアの内容について十分情報を得ている場合のことである。ことに人生の終末期においては、インフォームド・コンセントにかぎらず、患者の意思を尊重することが重要となる。というのは、通常の医療においては、患者にとっての最善を一般に評価することによって、患者の意思を個別に聞かないでも、患者の意思を推定できることが多い（もちろん、だからといって患者の意思を個別に確認する必要があるには違いないのだが）。これに対して終末期においては、患者の人生観、価値観によって患者にとっての最善の方策が異なるということがしばしばある。たとえば、延命とＱＯＬが両立しない時に、どちらを優先するかについては、一般にＱＯＬを優先するほうが良いと言えるにしても、個別に患者に確認してみないと確定できないし、さらにどの程度のＱＯＬが保てるならば良いとするかには個人差がある。また、ＱＯＬといってもいろいろな側面があり、鎮痛剤を使うと活動力も低下するというような場合、患者によっては、ある程度痛くても活動力をなるべく落とさないようにしたいと希望する人もいれば、活動力が落ちてもできるだけ痛くないようにしてほしいと希望する人もいよう。そしてこうした選好については、どちらのほうが良いかについての一般論はないのであって、まさに患者個々人の評価によって決まるのである。

人生の終末期において、ことに生死が分かれるような治療の選択や、療養をどのようにするか（たとえば在宅型か施設型か）などの決定に際して、どれを選ぶかが単に患者自身にとってのみ自分の問題であるのではなく、患者と支え合って生きている家族にとっても自分の問題であるとするべき場面がある。そのような場合、患者単独の自己決定ではなく、家族との十分な話し合いによる、いわば共同の自己決定が望ましい。

医療者による患者の最善についての判断と患者の意思が食い違う場合　患者の意思を尊重することをめぐって、高齢者ケアにかぎらず終末期に起こり得る問題のいくつかに触れておく。まず、患者（ないし家族）の意思が、医療側が判断する患者にとっての最善と食い違うという場面がしばしばあり、現場の医療者にとって悩ましい問題となっている。たとえば、医学的にはもはや効果のある抗がん剤はなく、無理に投与すれば害があるのみだと判断され、緩和的対応を中心にしていくのが患者にとって最善だと考えられる場面で、患者があくまでも新しい抗がん剤の投与を望むというような場合である。この場合、医療側は、患者に状況を丁寧に説明するとともに、患者の声に耳を傾け、何故それを望むのか、どのような価値観がその背景にあるのか等を聴く姿勢が必要である。その上で、患者の考えを正しく理解し、それを考慮に入れても、なお抗がん剤投与は無意味な対応であるかどうかを検討する、といったプロセスが望ましい。最終的には、患者の意思が状況を正しく理解した上でのものであればそれに従う、とか、患者の意思であっても患者の害になることはできない、といったルールを持ち出さざるを得ないとしても、その前によく話し合って、医療者として考える患者の最善と患者（および家族）の現実の意思とが一致すること、つまり、医療者と患者・家族の合意を目指すコミュニケーションの努力が必要である。しばしば、「医療側としては害あって益なしと思うが、患者が望むのだから仕方ない」として、自らは納得していないにもかかわらず、患者の希望通りにしておけば良いとする傾向が見受けられるが、これは医療側が何が良いかについての責任ある判断を放棄していることというべきであろう。あくまでも医療者は自ら主体的に医療方針の決定に参与し、患者側との合意を目指すべきである。

価値観の変容、人生計画の書き換えの可能性に留意　ここで留意したいのは、患者の意思を尊重するということは、ある時点で患者が表明している意思をただ認めればいいということではない点である。人間には、自らの人生観や価値観、人生計画を自ら省み、書き換える可能性がある、また、今まで考えてこなかったような事態に遭遇して、自ら考え始め、価値観を形成し、あるいは人生計画を書き直そうとしつつある場合もある。そういう過程を支え、相手が適切な道を辿って、自らの意志を形成するよう支援することもケア活動には含まれるのである。

意思確認ができない場合　一般的にいっても、疾患の性格によっては、どのような治療をするかについて本人と話し合ったり、本人が自分で考えて、決めたりすることができない状態になることがある。事故で重傷を負ったとか、何らかの発作等で、意識不明で救急に運び込まれた場合などである。こういう状態を、患者が対応する力を欠いた状態（incompetent）といい、患者の意思を推定することができ、患者の代理をするのが適当な立場の人――多くは家族――と医療側が話し合って、治療方針を選択することになる。高齢者の場合、加齢に伴って記憶や理解力が衰え、自分で自分の人生を選ぶことができなくなったことによって、対応する力を欠いた状態になることが多い（特に、高齢者の場合はこのような状況が往々にして長期にわたることになる）。

家族（ないしはこれに準じる人や、本人が代理人を予め指定していた時にはその人）と医療従事者が話し合う場合、患者がこのような状況で何を希望するかを何らかの仕方で推定できるならば、それを考慮しつつ医療側としても患者にとって何が最善の選択肢かを検討し、患者の意思を代理人として担う家族等と話し合って合意を目指すことになる。

本人の意思ないし希望を知るためには、本人がこういう場合にどうして欲しいかについて予め意思表明を文書にしてあった場合（これが次章で取り上げる「事前指示」）、それをできるだけ尊重する方針となるが、ただこの予めの意思表明を鵜呑みにすれば良いよいというものでもなく、医療・介護に当たる専門家や家族が考える、本人にとっての最善の道と摺り合わせるプロセスが必要である。まして、患者の意思を、事前指示というかたちの文書として受け取っているのではなく、本人が元気な時に、折に触れて語った言葉から推定するというような場合、片言隻句に頼る推定は慎重にする必要がある。たとえば、ある時テレビに厳しい状況の患者の様子が映るのを見ていて、「ああいうようになりたくない、あれなら死んだほうがましだ」と言ったということだけを根拠として、類似の治療を拒否するのが本人の意思だと結論するというのはまずい。この場合、本人はテレビを見た感想をこういう仕方で述べたのであって、自分がそういう状態になるということを現実のこととして考えて、真摯な意思表明をしたとは言えないからである。

また、家族には、本人の意思をよく知っている立場で、本人がこういう状況で何を望むかを推定する役割が望まれるが、家族は必ずしも患者の意思を代行しようと振る舞うとはかぎらず、家族自身の都合や希望に基づいて希望を表明することもある。ここで家族が、自分の都合を考えるということ自体は責められるべきではない。家族は、当該の人のケアに参加している当事者であり、ケアが必要な状態に本人がなったことによって、家族はその生活に少なからず影響を受けてもいるわけで、どのような方針を選ぶかは、本人の問題であるだけでなく、家族の問題でもあるからである。ただし、そういう場合に、家族には、(a)本人の視点に立って、本人の意思を代行することと、(b)家族としての自らの視点からの都合を考えることとを、意識して区別することが望まれる。医療・介護側もまた、家族がこの二つを区別して考えるよう働きかけ、家族が自分たちの都合を本人にとっての益に優先させるだけにならないように、話し合いの中で注意する必要がある。また、aとbとが衝突する場合には、どのようにバランスをとるかの問題となる。

本人なりに納得できる方針選択を　医療方針を決める場合、本人がもはや対応する力がないとなると、医療者は患者の代理をする家族と話し合って、患者の意思を推定しつつ合意を目指すと、すでに述べた。だが、これは、本人にはもう判断・選択ができないと思われる場合には家族と話して決めれば良いとして、本人を無視して良いということではない。たとえば、認知症が進んで、自分の人生全体を考慮に入れつつ目下の状況でどう対応するか選択するという力は衰えた人でも、まったく何も分からなくなっているわけではなく、分かることがあり、やりたい、やりたくないという気持ちや、自分の考えを考慮してもらっている、無視されているという感覚、自尊感、好き嫌いなどなど、まだいろいろな力が残っている場合も多い。そういう場合に、その人を尊重するということは、そういう残っている力を本人が行使して、本人が参加できるかぎりにおいて、意思決定に参加できるようにすることであろう。本人が本人なりに納得して、気持ち良く、一つの道を選び、あるいは選ばれた道を受け容れられるようなコミュニケーションが必要である。

対応力のあるなしにかかわらず一緒に考える　こう考えると、意思決定のプロセスを辿る際に、じっさいにははじめから本人に対応力があるかどうかを見分けて、あるなら本人を相手にして検討する、なければ家族を相手にするといった、すでに述べた場合分けをした上で、話し合いをするというのではまずいということになる（本人が意識不明であるとか、認知症が非常に進行していて、通常の話し相手にもなれなくなっているというような場合は別であるが）。結果としては、こういう場合分けになり、それぞれの場合のやり方となるのではあろう。しかし、本人が何らか話し相手となる生活をしている場合、じっさいには、まず対応力のあるなしという場合分けではなく、本人も家族も交えて方針決定の話し合いを始めるべきであり、そのプロセスで、本人がどのくらい理解でき、どのくらい決定に積極的に参加できるかということが明らかになってくるということだろう。話し合う過程で、はじめは家族任せで自分の意思がなかったような人が、話の進め方によっては、だんだん自主的になってくるということだってないわけではない。

気持ち、存在を尊重する　以上、意思決定のプロセスで本人を尊重するということが、意思を尊重するばかりではなく、気持ちを尊重することも含むことに触れたが、医療・介護を進めていく際に、本人を人間として尊重することについては、たとえば次のようなことも含まれる。――ケアの対象となっているお年寄りに、幼児言葉とまでは行かないとしても、子供に対して親しく語りかける時のような用語や内容で語りかける情景を時に眼にする。「おばあちゃん、おててをきれいにしましょうね」――少しでもプライドがある高齢者であったら、このように扱われては、表面的にはにこにこしていても、内心では「馬鹿にするな」と思うのではないだろうか。未経験の成長途上の子供と、ケアする者たちよりずっと人生経験が豊かな、衰えつつある高齢者とでは、親しく接すること、尊重することの内容が違う。だが、ケア提供者はともすると、親しく、丁寧に接することと、子供扱いすることとの区別が分からなくなっているようだ。たとえ、相手の精神的な力が衰えて、子供のようになっているとしても、一人前の年上の人として遇する振舞い方が適切だろう。ただし、これはよそよそしい態度とも違う。家庭内で祖父や祖母が、子や孫からどのような言葉や態度を持って遇されているかを見てみればよい。

四　益・害の総合評価と社会的視点

ケア利用者の最善を目指す（原則第二）

ＱＯＬと延命　医療においては、終末期ではない場合には、疾患の原因を取り除くことが、また、取り除くことができない場合でも、疾患を極力抑えて身体が安定した状態を持続できるようにすることが目指される。こうしたことは、「できるかぎりの延命およびＱＯＬ向上・保持を目指す」と一般的にいうことができる――卑近な言い方をすれば、「元気で長生き」である。ＱＯＬとは、人はただ生きていれば良いというものではないとして、どのような生を生きているかと、生の質を考える際の観点である。このことについて医療や介護その他の活動にできることは、本人ができるだけしたいことができるように、人生の選択の幅が広がっているようにと、生の環境を整えることである。痛みはないほうが、身体の機能はできるだけ保たれるほうが、また、人間関係や、家庭の環境などなど良好なほうが、ＱＯＬは高いと評価できる。つまり、「元気で長生き」という場合の「元気」という状態が目指されている。

一般に、ＱＯＬをできるだけ高く保って長く生きられるように、という目的の下で疾患を治そうとする場合、治療の過程で一時的に患者が相当つらい思いをし、体力が低下するというようなデメリットは、その後、治療の効果が出て、快適な生活、意義のある日々を送る可能性があるというメリットのゆえに、やむを得ないことと看做される。これに対して、終末期ケアにおいては、これから選択する治療がもたらすデメリットを、「その後」のメリットで埋め合わせるという考え方は成り立たないことが多い。そこで今、検討対象になっている治療および今後検討対象になるであろう治療を、患者が死に至るまでのプロセス全体の中で評価する必要が出てくる。終末期ケアの最大の特徴はここにある。この点は、高齢による終末期の場合も変わりない。

ＱＯＬを延命よりも優先する場合　終末期ケアにおいても、「できるかぎりの延命およびＱＯＬ向上・保持を目指す」ということが治療の目標になることには、基本的に相違はない。そこである治療が延命とＱＯＬの向上・保持の双方を結果する場合には問題はない。だが、終末期の場合は、ある治療は延命という結果をもたらすが、延びた生は本人にとっては苦痛に満ちた（つまり、ＱＯＬが非常に低い）ものでしかない、というようなことがある（つまり「徒《いたずら》な延命」と言われる場合）。また、苦痛を緩和する目的でなされる治療（疼痛コントロール）が余命を縮めるという副作用を伴う可能性がある場合（最近の緩和医療の技術の発達により、こういうケースはだんだんなくなっているようだが）や、ある治療を開始しない・中止するほうが、患者のＱＯＬの向上・保持をもたらすが、余命を縮めもする場合がある。このように、延命とＱＯＬが両立しない場合に、「死に至るまでの時間がかぎられている」という状況においては、ＱＯＬの向上・保持を延命効果よりも優先的に考えることが適切である場合が多い。この点は、従来の医療における、延命や治癒をなんとしても第一義的に考える傾向と異なる点であり、医療者が終末期ケアにおいて患者の最善を考える際に留意すべき点となろう。

多次元的な価値の座標軸　ケアをするに際して、相手の益を目指して「どれが一番良いか？」を考えるわけだが、益・害といい、善・悪といっても単純に比較できるものではない。それは善し悪しを測る基準が多次元的だからである。右に言及したように、ＱＯＬは高いほうが良いし、余命は長いほうが良いのだが、この二つが両立しない時に、「ＱＯＬは高く保てるが、余命は縮まるだろう」という選択肢と、「ＱＯＬは低いままだが、余命は縮まらない」という選択肢とを比べて、どちらが優っていると単純に評価することはできない。さらに、ＱＯＬ自体が多次元的である。ある治療をすると「痛みは治まるけれど、活力が落ちる（なんとなくだるくて、疲れた感じでいろいろ活動できない）」など、ＱＯＬのある面は良くなるが、別の面が下がるというようなことがある。多次元的な諸価値を見渡して、どう評価するのか、一般的にはこちらが良いといい切れない場合、ことに本人の意向がキャスティング・ボートを持つことになる。

加えて、治療の選択肢には不確定性が付きまとう。この治療をしたら、必ずこうなると言えないことが多い。うまく行けばこちらの選択肢のほうが良いに違いないのだが、うまく行く率は低いというようなことがあるわけで、決断し難いことがままある。こうした場合医療の提供者には、情報を患者側が分かるように提供し、患者や家族が不確定性も理解した上で決断できるように支援することが期待される。また、ただ患者側に決めさせるという姿勢ではなく、一緒に考え、医療者の目から見た評価（どれがましか）を提示することも必要だろう。ただし、医療者の目から見た評価は、医療者個々人の価値観に基づくというよりは、医療者が医療者として共通に持つような価値観に基づくものであることが望ましい。

家族の益も考える　以上では、患者自身の最善を目指すことを述べたが、終末期医療・ケアにおいては、患者と並んで家族等、患者と深い関係にある人たちにとっての益を可能なかぎり大きくすること、つまり最善を考える必要もある。「死に至るまでの時間がかぎられている」ことを考慮に入れるということは、家族等は遠からず遺族になること、そして家族等はそのことを現在意識しているであろうことに配慮するということである。また、現実には家族が患者の介護の主力になり、家族に負担がかかっている場合が多く、時に患者の利害と家族の利害が衝突することになりもする。そうであればこそ、すでに述べたように、治療の決定に際しては、患者自身の意思を尊重することと並んで、家族等も納得できるように話し合いを進める必要があるのである。

できたほうがよい―でもできなくてもよい　ＱＯＬという評価の物差しは、患者の前にどれほど選択の幅が広がっているかを評価するものであると先に述べた。確かに、人は自力で歩けるほうが、寝たきりであるよりも、いろいろなことをするチャンスがあり、より自由に行動できる。眼が見えるほうが、見えないより、選択の幅が広がる。そうであればこそ、医療は、歩けるようになる見込みがあれば、それを実現するように働きかけようとするし、ここである治療をすれば失明を免れるが、しなければ失明してしまうというような場面では、その治療をする方向に患者をプッシュするだろう。では、人は歩けなければ、また眼が見えなければ幸せではないのだろうか？　そうではないはずだ。歩けなくたって、また見えなくたって、良い生を送ることはできる。医療・介護に携わる者は、したがって、「できるほうが良い」という価値観とともに、「できなくたって良い」という価値観を併せ持たねばならない。高齢者が「私はもう何もできなくなってしまって、すべて皆様のお世話にならないとならないようになってしまった。これでは生きていても仕方ないねえ」と言われた時に、応えられる姿勢が望まれる。

社会的視点から見た、選択の適切さ（原則第三）

社会の仕組みとなった医療・介護活動に携わっている者には、社会的視点から見て、つまり自分たちが患者・利用者に対してしているケア活動を、社会全体を見渡す視点から見て、適切かどうかをチェックする姿勢も必要である。これが正義とか公平とか言われる、第三の倫理原則・行動原則である。家族同士の支え合いにおいては、「うちの子のことは世話するが、お隣の子はお隣の親御さんが世話するのが当然だ」というのが自然である（もちろん親しい間柄では、お互いに時によその家庭の子の面倒をみることがあるが）。これに対して、社会の仕組みとなった医療・介護に携わる者は、この患者・利用者の世話はするが、あの患者・利用者の世話はしないというような選り好みをせずに、適切な手続きを経てケアの相手となった患者・利用者たちを公平に遇することが求められる。このことは、単に皆をえこひいきせずにケアするということだけでなく、たとえば社会が用意している社会的資源を、患者・利用者が使えるように道を拓くというようなことをも含むものである。

また、社会的視点に立って、自分たちのしていることをチェックするという姿勢は、患者・利用者と向き合いながら、置かれた状況やこれからの方針についての選択肢を評価する際に、社会の仕組みとなったケアにコミットしている自分たちはどのような公共的な価値観に立って物事を評価していくかについて、日頃から適切な理解を持つように努めることを含んでもいる。医療者・介護者は各々の個人的な価値観も持っているには違いないのだが、同僚と協働する際には、共通の価値観に基づいて事に当たらねばならないのであり、その共通の価値観は社会的視点に立って医療・介護を見据えることを通して明確になるものであろう。

＊　＊　＊　＊

以上、高齢者本人の視点、家族の視点、そして社会的なケア提供者の視点から、高齢者の医療・ケアに際して、倫理としてどのようなことがポイントとなるかを概観した。大事なのは、それぞれの立場に応じて、人生と取り組み、あるいは人と向き合い、また寄り添いつつ共に進もうという姿勢である。そのような姿勢で、個々の事柄を考えていくことが肝要であろう。このような姿勢で個別の複雑な問題とどう取り組むかについては、筆者は臨床倫理検討システムの提案を行っているので、それを参照されたい（http://www.l.u.tokyo.ac.jp/˜shimizu/index.html）。

第二章　予め決めておく

――事前指示をどう考えるか

日笠　晴香

一　「事前指示」とはどのようなものか

なぜ事前指示という意思決定を考えるのか

ある人が、遷延性意識障害状態（いわゆる「植物状態」といわれるような状態）になれば、もはや話すことも、自分自身の治療について意思決定することもできない。そのため家族や親しい人は、本人に代わって、医療従事者とともに、その人の治療に関する決定をしなくてはならないだろう。この時、本人がかつて意思決定できる健康状態のときに記した文書が残されており、それには「将来私が、遷延性意識障害状態や末期の病気になったら、生命を引き延ばすための一切の治療をしないで欲しい」と書かれていたとする。この場合、家族や親しい人は、本人の意思が記されたこの文書をどのように受け止め、どのように治療決定をするだろうか。

家族や親しい人は、この文書に戸惑いながらも、かつての本人の意思を尊重しなければならないと考え、現在のその人についての延命治療を拒否するだろうか。あるいは、眠っているようにも見える現在のその人を前にして、治療を拒否することができず、たとえ意識が回復しなくとも少しでも長く生き続けるよう、できるかぎりの治療を施そうとするだろうか。

遷延性意識障害状態以外にも、治療選択の必要なときに、本人がもはや意思決定できない場合がある。たとえば進行した認知症状態もその一つである。本人に代わって決定をしなければならない人は、かつての患者の意思表明と、現在の患者にとって「良い」と思われることとの間の齟齬に直面し、治療決定の困難さを感じることも少なくないのではないか。かつての意思表明に従った医療決定をするのか、あるいは現在の患者にとって「良い」と判断される医療決定をするのか、という二者択一に陥ってしまいかねないのではないだろうか。

しかし、ある人の意思決定を、本人と周囲との関わりの中ではじめて有効になりうるものとして捉えるなら、このような二者択一を超えて、かつての意思決定は、現在の患者についての医療決定において重要な役割を担い得ると考えられるのではないか。

この問題について、本章では、本人の意思決定を尊重するための「事前指示（advance directives）」という手段を考察する。まず、この指示の利点と、性質上それに不可避の問題点を確認し、単に本人の指示があれば将来の治療決定のときに困らないというのではなく、この指示を作成する際の話し合いが重要であり、これがなければ事前指示は有効な手段とはなり得ないことを述べたい。その上で、認知症のように、かつてのその人と現在のその人とが大きく異なると思われる場合について、事前指示を重要な手がかりとして扱う決定の必要性を示したい。

事前指示とはどのようなものか

「事前指示」とは、意思決定能力がある時点で、「将来、意思決定能力を欠く状態になった場合」の治療に関する自らの希望を、通常は文書で（理論上は口頭でのものも含まれる）前もって表明することであり、もはや本人が意思決定できない場合に、周囲がその意思を知るための手段である。つまり、事前指示によって人は、最期をどう生きるかについての自分自身の価値観や人生観を、将来の治療決定に反映させることができるのである。この指示は、本人が意思決定能力を持つ状態のときには効力を持たず、意思決定能力を欠く状態になってはじめて効力を持つ。つまり、いくら事前に指示を作成していても、意思決定できる状態のときには、本人がそれをしなければならないのである。

今日では一般に、医療において本人の意思決定が尊重される。これは、「意思決定能力を持つ患者は、たとえ延命に関する治療であってもその拒否権を持つ」というインフォームド・コンセント原理に基づく。この原理を将来についても理論的に拡張することで、本人がもはや意思決定できない場合に事前指示を尊重しなければならないことになるのである。

事前指示は、治療に関するさまざまな希望／拒否を指示するものであるが、もともとは、延命治療を制限する手段と考えられてきた（Capron 1998）。事前指示という手段が必要とされるようになった背景には、医療技術の進歩があるといわれる。医療技術の進歩によって、もはや回復不可能な意識障害状態にある患者の生命も、ある程度長期間にわたって維持することが可能となり、状態の回復や改善の望みを持って始められる治療が望み通りにいかず、回復や改善の見込みのない意識障害状態のまま生命が維持される場合も生じてきたのである。無数の機械やチューブにつながれた状態で生命を維持されることを、人々は恐れたり、非人間的であると考えたりする。そこで、本人が意思決定し得たときの治療の希望／拒否に従った医療決定を承認するよう、事前指示という手段が求められることになったのである。

もはや意思決定し得ない患者が、現時点で何らかの治療を施されているときに、家族や親しい人、あるいは医療従事者は、さらなる治療を差し控えることに抵抗を感じたり、まして現在行っている治療の停止に抵抗や困難を感じたりするであろうことは想像に難くない。このような場合に、一方では、家族や親しい人や医療従事者に対して、事前指示は、本人への治療の停止や差し控えを正当化する根拠を提供し、本人に代わって治療決定する負担を軽減すると考えられている。他方では、患者にとってみれば、望まない治療や、耐えがたい治療を与えられることや、家族や親しい人に決定の重荷を負わせることを、事前指示という手段によって防ぎ得るということを意味するのである。

事前指示の二つの型

事前指示にはさまざまな形式のものがあり得るが、主として「代理人指示」と「内容指示」という二つの型に区別することができる（Fischer 2004）。「代理人指示」とは、患者が自分に代わって医療的な決定をする人を指名しておくものである。つまり、「自分が意思決定できなくなった場合の医療的な決定については、この人に任せます」という指示なので、指示内容はわかりやすい。また、患者に代わって決定をしなければならない場合に、指名された代理人と医療従事者とが、そのときの患者のじっさいの状況に応じて話し合うことができるという利点がある。またこの指示は、法律上決められる代理決定者とは別の人に決定してほしいと望む場合には、特に重要になるといえよう。しかしこれだけでは、治療に関する本人の希望についての情報を何ら提供しないので、結局、本人に代わって決定しなければならない負担は、代理人がすべて負うことになるのである。

「内容指示」とは、リビング・ウィルとも呼ばれ、ある状態になった場合についての治療の希望／拒否を具体的に指示するものである。これにはさまざまな形式があり、たとえば、「遷延性意識障害状態や末期の病気の場合には、心肺蘇生をしないでください」という指示のように、特定の状況に対する詳細な指示もあれば、「末期の病気の時には緩和ケアだけをしてください」という指示のように、より一般的な術語で指示するものもある。また、「私は次のような場合にはできるかぎり生きることを望みます」という項目について、「健康状態が良いかぎり／遷延性意識障害状態であっても／末期の病気であっても／精神的に判断能力を持たなくても」といった選択肢の中から自分の希望に一致するものを選択するといった、より一般的な状況に対するその人の価値観を指示するものもあるようである（Sass 1998）。このような内容指示は、本人の希望についての情報をある程度提供する。しかし、指示された特定の状況だけに適用されるため、もし遷延性意識障害状態についての指示があったとしても、これは重篤な発作など他の場合の治療については患者の希望を知るための役には立たないのである。

　そこで、以下で考察するような困難はあるものの、事前指示は「代理人指示」と「内容指示」とを併用するのが一般には有効であると考えられている。つまり、具体的な治療の希望／拒否を指示しておき、かつ、じっさいに事前指示が検討の対象となる場合に、指示内容とじっさいの患者の状況との一致・不一致を判断し、指示だけではカバーし切れない状況について本人に代わって決定する代理人を指名しておく、という方法が妥当であると考えられるのである。

事前指示の現状

　事前指示によって、本人の価値観や人生観を、終末期の治療決定においても尊重することができるはずである。また、家族や親しい人が本人に代わって決定しなければならないときに、その困難や負担が軽減する。加えて、事前指示が本人の意思決定の証拠となるので、何が本人の意思に一致した決定かをめぐる困惑や意見の対立を防ぐこともできるはずなのである。

　しかし、これらの利点にもかかわらず、事前指示はじっさいには有効な手段として用いられているとはいい難い。事前指示は現在、合衆国では生命維持治療における患者の自己決定権として承認されているようであるが、じっさいにはその権利を主張する人は少なく、事前指示作成率、あるいはその行使率は低いようである。日本では、「レット・ミー・ディサイド研究会」の「事前指定書」や、「日本尊厳死協会」の「尊厳死の宣言書」をはじめ、事前指示の利用普及や、形式の発展についてさまざまな取り組みが試みられているようであるが、一般に広く知られているとはいい難い。じっさいに事前指示を作成している人もまだまだ少なく、治療決定の場で事前指示が検討の対象となることもほとんどないようである。このような現状は、事前指示に含まれる困難を反映していると考えられよう。次にこの問題を確認しよう。

二　事前指示に必然的に伴う困難

将来についての想定

治療決定において一般に、必要な情報を十分理解した上での本人の意思決定が尊重されるが、このとき、疾患や治療に関連する情報についての十分な理解は不可欠な条件である。事前指示作成についても同様のことがいえる。ただし事前指示は、指示作成時と指示履行時（じっさいに事前指示が検討の対象となり、指示に従った処置がとられる時点）との時間的隔たりが大きい点で、特に困難な問題が生じ得る。事前指示作成者は、指示を作成した時点から指示が履行される時点までの間に、意思決定をすることができなくなっているため、この間に自分の健康状態や治療についての新たな情報や選択肢が持ち上がったとしても、これらを知ることも、家族や親しい人や医療従事者と話し合うこともできない（Dresser 1995）。また、じっさいには、意思決定をすることができる比較的「健康な」時点で、病気が進行した場合を想像して治療の希望を決めるのは容易ではない。自分がこれまで経験したことのない状況や、心変わりした状況で自分が何を希望するかについては、その状況になってみないとわからないことも多い。たとえば、これまでは受け容れ難いと考えていた状況を、徐々に受け容れるようになることもあろうし、その逆もまたあるだろう。

これらの問題をじっさいにより少なくするには、指示作成時に、予想される特定の病気の一般的な進行過程、さまざまな能力が失われる時点、事前指示が検討されるきっかけとなる状態などについて、できるかぎり理解しておくというだけでなく、一度作成した事前指示を定期的に見直し、病気の進行や状況の変化に応じて再度作成し直すことも重要となる。しかしながら、「過去のある時点で個人が作成した事前指示のみに従って、現在の治療決定をする」という仕方であるかぎり、すべての問題が解消されるわけではない。これについては特に、後に検討したい。ここではさらに、他の困難も確認しておこう。

指示の含意に対する本人の理解

事前指示作成者は、指示内容がじっさいにどのような事柄を含意するかについて、十分理解していなければならないが、中には相互に矛盾する内容の指示をしたり、誤った理解に基づく指示をしたりする場合がある。たとえば、「人工呼吸器の使用は拒否する」という指示は、「持続的に人工呼吸器を使用してまでも生きたいとは思わない」という理由によるものかもしれないが、じっさいには手術や損傷から回復するまでの一時的な期間に人工呼吸器の装着が必要かもしれないのである(Capron 1998)。一つひとつの指示がどのような事柄を意味するかについて、医療の専門知識を持つ人と同じだけの理解を事前指示作成者に要求するのは難しい。そのため、本人の希望を適切に指示に反映させるには、ある程度の医療的な知識に加え医療従事者との話し合いが必要となるのである。

また、事前指示作成者は、「将来の自分」の利益を守るために、状況に応じてその指示を無効にする自由を、家族や親しい人たちに持ってほしいと望むかもしれない。このような希望を反映させるためには、「除外条項」を指示に盛り込む必要がある。除外条項とは、その指示が尊重されることを望まない場合について明示するものである。これには、「ある特定の治療によって、以前の状態に回復すると判断される場合」や、「事前指示に従うことが、もはや意思決定できない患者に苦痛を与えることになると判断される場合」などが該当する(Quante 1999)。

関係者が指示を「解釈する」必要性

事前指示には、作成に関する困難だけでなく、その履行に関する困難もある。それは、じっさいに本人に代わって治療選択をしなければならない場合、家族や親しい人は医療従事者とともに、事前指示を解釈しなければならないという困難である。

事前指示に記された内容の一つについても、何とおりかの理解が可能であるかもしれない。たとえば、「もしも末期の病気で回復の可能性がない場合には、延命治療を拒否する」という指示について考えてみよう。この場合、どの程度の状態を「回復」というのであろうか。どの程度の可能性なら「回復の可能性がある」とするのだろうか。またどのような治療を「延命治療」とみなすのだろうか。このような解釈の違いは、家族および親しい人の内部で、あるいは家族や親しい人と医療従事者との間で生じる可能性があり、事前指示作成者がより具体的で詳細な指示をすればこの問題が解決するというわけではない。というのも、現実に起こり得るあらゆる可能性についてすべてを正確に指示することは不可能であり、事前指示に表明されている状況や事柄が、現実のそれと合致するのかどうかを、本人以外の人が判断する必要があるからである。

このように事前指示に必然的に伴う諸問題をみてみると、この手段を有効に用いることも、「本人の意思決定」を将来の治療決定に反映することも、不可能に思われるかもしれない。しかしながら、すでに確認したように、事前指示は、今日の医療決定の場面において必要とされており、また、これを用いる利点もあり得る。そうであるなら、事前指示の不十分さを補うためには、「個人の意思決定をいかに完全なものに近づけ、これにいかに従うか」という枠組みにとらわれず、本人と関係者（代理人をはじめ、本人が意思決定能力を失った場合に、治療についての決定に関わる家族や親しい人などと、その人のケアに携わる医療従事者）との関わりの中で考える必要があるのではないだろうか。すなわち、指示作成過程において、作成者と関係者とが指示について相互に考え理解することによって、事前指示を有効に用い、本人の意思を治療決定に反映し得る方向がみえてこよう。

三　事前の話し合いの重要性

指示に関する相互理解と合意の意義

事前指示を適切に機能させるには、その作成にも本人と関係者とが関わる必要があるだろう。事前指示を作成する以前に、将来の治療に関する希望について話し合うことで、治療や「生の質（ＱＯＬ）」に関する患者自身の価値観や人生観を、関係者に説明する機会が作り出される。患者は関係者に、治療に関する自らの具体的な希望を伝え、そのような選択を希望する理由を説明することができる。一方関係者は、患者の希望に対して、自分たち自身の価値観や信念に基づいた意見を出し合い、患者の希望を尊重しながら、お互いに納得できる決定を目指す道を模索することができる。

患者自身は、自らの希望の理由を説明し、関係者と話し合うことで、自身の価値観や、それに基づいてどのような治療を望むかなどを、以前よりはっきりと自覚し、熟考するようになるかもしれない。さらに、指示の内容に矛盾点がないかどうかや、希望する選択によって本当に自身の価値観が最期の生き方に反映されるかどうかを、関係者とともに考えることができるであろう。家族や親しい人は、患者の希望を理解することで、患者と自らとの見解の違いに気づき、話し合うこともできよう。患者も家族や親しい人も、相互に意見を理解し合い、自らの意見を変化させるかもしれず、お互いが納得できる事前指示を作成することが可能となり得る。医療従事者はこのとき、医療についての専門的な知識に基づき、患者の希望を尊重しながら、治療の選択肢についての利益や害に関する情報を提供することができる。

また、患者がいだいている複数の希望の間の矛盾に気づき、その説明をすることもできるだろう。あるいは、患者と家族や親しい人との仲介役ともなるかもしれないのである。

こうしてはじめて、本人の希望を適切に反映する指示の作成が可能になるといえよう。

「相互理解に基づく解釈」の可能性に向けて

このようにして作成された指示はまた、これを解釈する際の困難を減らしもする。患者がなぜそのような選択をするのか理由を知ることで、関係者は、患者の価値観や人生観に合致する治療の希望について、認識を深めることになる。これは、じっさいに患者の事前指示を解釈しなければならなくなった際に、指示に表明された患者の希望と、現実の状況とが合致するか否かを判断するのに役立つ。また、たとえば事前指示が「重篤な発作」の場合についての希望を示すものであっても、事前の話し合いによってその希望理由を理解していれば、それ以外の場合についての希望を類推するための根拠になるかもしれない。そして本人が意思決定し得なくなった状況では、事前指示の解釈をめぐって、家族や親しい人の内部での対立や、その人たちと医療従事者との間の対立が生じる可能性を減らすのに役立つであろう(Fischer 2004)。解釈をめぐる意見の対立がどうしても解消されなかった場合、最終的には、患者が指名した代理人が決定の権限を持つべきであろうが、代理人だけに決定の重荷を負わせないためにも、また、どれが適切な決定であるかをさまざまな視点から考慮するためにも、関係者との話し合いは重要である。

事前指示は性質上、指示があいまいであったり、患者の希望通りに解釈されないという可能性を持っている。事前指示はこのリスクを常に持つということを認識しておくとともに、このリスクを減少させるための十分な話し合いや、それを円滑にするための事前指示の形式を発展させる試みも必要なのである。事前指示作成に至る話し合いが十分になされてはじめて、その指示は治療決定の有効な手段となり得る。本来、事前指示は、事前の話し合いを経て指示作成に至る一連のプロセスとして理解されるべきなのである。

話し合いを通じた事前指示作成は、この意味で、患者と関係者の共同の作業となるべきである。そして、その指示の履行に際しては、患者自身の価値観や人生観がもっとも尊重され、これに合致するであろう治療の決定が実現されなければならず、家族や親しい人や医療従事者の意向のみに添った決定をすべきでないことはいうまでもないが、指示内容、現在の患者の状態、関係者の解釈・判断が、相互に影響し合っているといえるのである。

では、指示作成者と指示履行時の患者とが大きく異なると思われるような場合には、事前指示はそれでも有効であろうか。最後にこの問題について考察し、事前指示の有効性について一つの方向を示したい。

四　事前指示の有効性をめぐって

困難な問題

今や意思決定が不可能であるだけでなく、かつての事前指示作成者とは大きく異なるとも思われるような患者について、その事前指示のみに従った決定をすることは適切だといえるのだろうか。事前指示の有効性に関するこの困難な問題が持ち上がるのは、特に認知症のように、過去の意思決定について現時点では関心を持たず、意思決定能力を欠いても他の諸能力を保持する（何らかの意思表明や活動は可能な）場合である（認知症の理解については、小澤〔二〇〇五〕）。

認知症患者については、たとえば次の有名な事例がある。医学生ファーリックが「マーゴ」という五五歳の女性のアルツハイマー病患者に出会い、認知症の彼女の生を知っていく過程を記述したものである（Firlik 1991、部分的には、Dworkin 1994 にも紹介されている）。

マーゴはアパートで介護を受けながら生活しており、夜中に彷徨しないように、アパートのドアにはたくさんの鍵がつけられていた。これについてファーリックは、「彼女自身の安全のために部屋に閉じ込められていることを、マーゴは理解しているのだろうか」と問う。彼が訪ねるとき、しばしば彼女は静かに読書をしていた。ミステリー小説を読んでいるというのであるが、彼女が読んでいる本のページは毎日あちこちに飛んでいる。このことに気づいた彼は、おそらくマーゴはただ座って、ハミングしながら前後にゆっくり椅子を揺らし、気ままに居眠りをし、ときどき本の新しいページをめくることが気持ち良かったのだろうと推測する。また彼女は、まるではじめて聴くかのように、同じ歌を何度も楽しんで聴いていたが、ある特定の曲についてはいつでも、「この曲を聴くと亡くなった夫を思い出すの」と話した。彼は訪問するといつも喜ばれたが、名前で呼ばれることはなかった。ファーリックは、「マーゴは、病気にもかかわらず、あるいはおそらくある程度はそれゆえに、疑う余地なく自分が知っている人の中でももっとも幸福な人の一人である」という事実にとまどい、「マーゴは、どのようにして自己についての感覚を維持するのだろうか。古い記憶が急速に薄れるにつれて、人がもはや新しい記憶を蓄積できない場合に、何が残るのだろうか。マーゴは誰なのか」と問うている。

この事例のマーゴがかりに、「認知症が進行した際には、一切の治療を拒否する」旨の事前指示をしていたとしよう。そして肺炎を患ったとする。肺炎に対する一般的治療である抗生物質を投与しなければ、彼女は肺炎によって死に至ることになろう。しかしこの治療をすれば肺炎は治り、彼女はまだ生き続けることになろう。この場合、彼女のかつての指示をどのように受け止め、治療決定すれば良いのだろうか。

認知症患者の事前指示をめぐる議論

マーゴのように生を享受していると思われる認知症患者について、事前指示を尊重して治療を差し控えるべきか、あるいは事前指示を無効にして治療をすべきかについては、多くの議論がなされている。以下では大別して三つの主張を取り上げよう。

第一に、事前指示を厳密に守る主張によれば、たとえ認知症患者が現在の生を享受しているように見えたとしても、事前指示は尊重されなければならない（Dworkin 1994）。この主張によれば、たとえ認知症になり、以前の記憶が失われ、価値観が大きく異なっているように見えても、意思決定能力を有する時点でのその人と認知症のその人とは、連続し一貫した一つの生を送ると考えられる。この全体としての生に一貫した性質を持たせ、その人固有のものにするのは、意思決定能力を有する時点での価値観や人生観や熟考や目標である（これらは単なる経験や欲求や感情とは区別される）。それゆえ、もはや意思決定能力や人生観を持たない認知症患者については、かつての人生観や価値観を反映した事前指示に従って治療決定をすべきであり、これによって認知症患者の最善の利益が保護されるというのである。この主張に従うなら、マーゴは肺炎治療を差し控えられるべきだということになる。

第二に、認知症患者の現在の利益を優先する主張によれば、認知症患者が苦痛を感じておらず、生を享受していると考えられる場合には、ケアに携わる人々が、ある治療がもたらすであろう本人にとっての利益と負担とを体系的に評価し、利益が大きくその負担が軽いかぎり、事前指示は無効にされ、治療が与えられるべきである（Dresser 1995）。この主張は、記憶の実質的な喪失や他の心理学的変化は、「新たな人格」を生み出すと考える人格理論に基づいている。つまり、第一の主張が、事前指示を作成した時点でのその人と認知症のその人を同一の人とみなすのに対して、この主張は、前者と後者とをいわば「別の人」とみなすのである。それゆえ、事前指示のみに従って認知症患者についての決定をすることは、ある人が別のある人についての決定をするのと同様であり、適切ではないということになる。さらに、認知症患者にとっては、かつて有した価値観や人生観よりも、現在保持する経験的な快苦や感情や好みのほうがより重要になるというのである。この主張に従うなら、経験的な利益が大きいと判断されるかぎりで、マーゴは肺炎治療を施されるべきだということになる。

第三に、苦痛を与えないかぎりにおいて事前指示を尊重する主張によれば、認知症患者に苦痛を与えることにならないかぎり、事前指示に従って治療決定すべきである（Quante 1999）。この主張は、認知症患者を、もはや意思決定能力や人生観や価値観を不可逆的に喪失している存在とみなす。それゆえ認知症患者が現在保持する能力に反しないよう配慮しつつ、意思決定能力を有する時点での人生観や価値観を尊重する。これは第一の主張と同様に、ある人の生を連続した一つの生と捉えながら、「事前指示の尊重」と「認知症患者の苦痛の回避」とを両立させようとする立場である。この主張に従うなら、苦痛を与えないかぎりで、マーゴは肺炎治療を差し控えられるべきだということになる。

これら三つの主張の相違は、生の主体である認知症患者をどのような存在と捉えるかについての見解の相違として理解できよう。

認知症患者の変化と連続性

第一の主張と比較して、第三の主張は、より限定された事前指示尊重の立場であるといえる。しかし両者の主張では、かつての事前指示作成者と現在の認知症患者との連続性を前提し、意思決定能力を有する時点での人生観や価値観を中心として、その人に固有の生が形成されることになる。そして、もはやこれらを認識することのできない認知症患者の医療決定に関しては、最終的には事前指示に従った決定を良しとする点で同様の立場であるといえる。これらの主張に対して第二の主張では、認知症患者は事前指示作成者とはいわば別の人であるとみなされる。すなわち、かつての人生観や価値観を認識することのできない認知症患者は、意思決定能力を欠くものの、その人に固有の生を形成すると考えられるのである。それゆえ、認知症患者についての決定をする際、かつて表明した事前指示よりも、現在の認知症患者にとっての利益と負担との比較検討が優先されるのである。

認知症患者は、人生観や価値観や熟考や目標を有する能力は衰えているかもしれないが、経験的な快苦や感情や活動や何らかの価値観を持つ能力を保持していることは否定できない。また、そもそも価値観を持ち熟考する能力と、経験や感情を持つ能力とは明確に区別できないばかりでなく、それらすべてがその人に固有の生を成立させる要素であるとするならば、認知症患者を、固有の生を形成し得る存在ではないとすることなどそもそも不可能に近い。この意味で、かつての記憶を喪失し、以前とはまったく異なる価値観を持っているかのように振る舞う認知症患者は、第二の主張のように、さまざまな条件によって変化した、いわば別人であるとみなすこともできよう。こうした観点からすれば、認知症患者についての決定を、事前指示のみに従って取り仕切ることは適切ではなく、現在の認知症患者を中心とし、何が利益となるかを考えた治療決定がなされなければならないことになる。

認知症患者の事前指示の有効性

しかしながら、第二の主張のように、認知症患者がかつてのその人とまったく別人になるとはいえず、じっさいには、認知症の人が時折かつてのその人との連続性を思わせる言動を垣間見せるように、また、たとえば認知症のその人をかつてのその人と同様に親として見続ける子どもがいるかもしれないように、意思決定能力を有する時点でのその人と、認知症になった時点でのその人とは連続性を持つ存在である。この点では、第一・第三の主張のように、一つの人生を送る一人の人であるといえる。そうであるゆえに、認知症の人についての決定をする際には、以前とは変化した人だとみなす視点に加え、連続した一つの人生を送る一人の人だとみなす視点も併せて考慮する必要があるといえよう。

認知症患者の変化と連続性を併せて考慮するということは、認知症患者の表明する好き嫌いや、言動や経験的な快苦を注意深く観察し、現在のその人にとって何が利益かを尊重するという視座に立ちつつも、かつて意思決定能力を有する時点での人生観や価値観を理解し、現在のその人の表明する言動や感情を理解する手がかりにするということである。その人の生きる現在を理解し、その人にとっての利益を知るためには、その人の人生についての認識が重要である（小澤〔二〇〇四〕に、この点に関して多くの事例がある）。事前指示は、この認識のための重要な手がかりになるといえるのである。

しかし同時に、かつてのその人の人生観や価値観、またこれまでの人生を知っているがゆえに、現在のその人の生を否定的なものとみなしてしまう危険性もあるだろう。これらを考えると、その人の過去から現在に至る人生をよく知る家族や親しい人と、現在の経験的な利益を客観的に評価し得る医療従事者とが、事前指示を手がかりにしつつ話し合うことを通して、認知症患者についての決定をすることが求められるのではないだろうか。

五　おわりに――事前指示という意思決定の可能性

事前指示という手段を有効に用いるためには、検討されなければならない実践的な問題が多く残されている。たとえば、事前指示作成を強要せずに、事前指示という一つの手段を提案するにはどうすればよいか。人によっては、不安があって病院にかかったときに、はじめから病気が進行した際のDNR（蘇生しないという指示）などについて話を持ち出されることは不快であるかもしれないし、不安な気持ちを助長するだけかもしれないからである。病院にかかった際にはじめに、すべての人に事前指示という手段について説明することにして、相手の反応や状況に応じて対応せざるを得ないとしても、事前指示をしない自由を保障することも必要である。また、患者が介護施設から病院に移送される際、事前指示が伝達されなかったり、じっさいの治療に当たる医療従事者が事前指示の存在を知らなかったりする場合も想定し得る、等々。

これら多くの課題はあるものの、これまでに考察してきたように、話し合いを通じて事前指示に至った意思表明は、意思決定し得ない状態で最期をどう生きるかということに関して、その人自身の希望を反映する手段となる。また、認知症のように、指示作成時と指示履行時とでその人が大きく異なると思われるような場合であっても、「本人のかつての意思決定尊重」か「何らかの外的な基準による現在の利益尊重」かという安直な二者択一に陥らないで、現在のその人にとって何が利益であるかを理解するための重要な手がかりとして事前指示を用いることもできるのである。

前に挙げたマーゴの事例に戻ろう。マーゴはアルツハイマー病患者のための美術セラピー教室で、来る日も来る日もほぼ同じ絵を描いていた。その絵には、柔らかな色合いの四つ重なった円が描かれていた。彼女はここ五年間ずっと、ほぼ同じ絵を描き続けていた。この絵を見たファーリックは、この絵がまさにマーゴの性格を表わしていると気づく。「彼女は彼女のアイデンティティーを持ち続けていたのだ。彼女の心はその絵の中にある。彼女は自分の心を伝えることができるのだ。彼女は自分が誰であるかを知っている」。ファーリックは、誰がそんな彼女に見切りをつけられようか、と述べてそのエッセイを終えている。ファーリックはマーゴと関わり、彼女をわかろうとすることで、「マーゴはマーゴである」という実感に至った。彼のこの実感は、安直な二者択一で片付けられるものではないはずである。

これまでの人生と同様に、最期を生きるときにも、人との関わりの中でしか、どう生きるかを決定することはできない。事前指示作成者と周囲との関わりの中で事前指示を捉えるなら、これは医療決定の際に重要な手がかりとなるのである。

参考引用文献

小澤勲・土本亜理子(二〇〇四)、『物語としての痴呆ケア』三輪書店

小澤勲(二〇〇五)、『認知症とは何か』岩波新書

R・ドゥウォーキン著、水谷英夫・小島妙子訳(一九九四)、『ライフズ・ドミニオン』信山社

Capron, Alexander Morgan (1998), "Advance Directives," in: *A COMPANION TO BIOETHICS*, Oxford, pp. 261–271.

Dresser, Rebecca(1995), "Dworkin on Dementia. Elegant Theory, Questionable Policy," *Hastings Center Report*, Vol. 25, No. 6, pp. 32–38. Firlik, Andrew D. (1991), "Margo's Logo," *JAMA*, Vol. 265, No. 2, p. 201.

Firlik, Andrew D.(1991), "Margo's Logo,"*JAMA*, Vol. 265, No. 2, p.201.

Fischer, Gary S., and Tulsky, James A., and Arnord, Robert M. (2004), "ADVANCE DIRECTIVES AND ADVANCE

CARE PLANNING," in: *Encyclopedia of Bioethics*. 3rd ed., Vol. 1, MacMillan Reference Books, pp. 74–79.

Quante, Michael. (1999), "Precedent Autonomy and Personal Identity," *Kennedy Institute of Ethics Journa*l, Vol. 9, No. 4, pp. 365–381.

Sass, Hans-Martin (1998), "ADVANCE DIRECTIVES," in: *Encyclopedia of Applied Ethics*, Vol. 1, Academic Press, pp. 41–49.

第三章　食べられなくなったとき

――胃瘻という選択肢の意味

会田　薫子

人生の最終段階にきて、寝たきりで意思疎通も摂食も困難な認知症末期の高齢者が増えている。このようになると、現代の医師の多くは「もう自分で食べることはできないから、代わりにＰＥＧ（ペグ）をしましょうね」と家族にいう。ＰＥＧとは体表面から胃の中へ直接、流動食を投与できるように胃瘻《いろう》を作る方法である。このようにして人工的に栄養分が流されてくることを高齢者本人がどう思うのかは、多くの場合、わからない。しかし、流動食はいわば食べ物、飲み物である。もし、このような方法を用いないとなると、それは「餓死」させることと同じなのではないか？　多くの家族はそう心配する。まして、父や母、祖母や祖父である人たちである。長年の恩義もある。できることがあるなら最期までしたいという子や孫の気持ちは、ＰＥＧを受け容れる方向に向かう。しかし、これは本当に高齢者本人のためになるのか？　情緒的、直感的に判断されがちなこの問題を、医学的証拠を踏まえて検討する。

一　はじめに

千代さん（仮名）は九〇歳。療養型病院に入院している認知症患者である。千代さんの認知症、今では高度に進行し、意思疎通はできない状態である。身体活動も著しく低下し寝たきりである。しばらく前から食べ物や飲み物の飲み込みがうまくいかなくなっていたので、嚥下《えんか》リハビリを受けたり食事を飲み込みやすいかたちに加工してもらったり、食事介助も受けて、なんとか食べてきた。しかし、それでも食べる量が少しずつ減ってきていた。そんな中、誤嚥性肺炎を起こした。食べたものと唾液が気管に入って肺炎を起こしたのだ。千代さんはこれまでにも何回か誤嚥性肺炎を起こしていたが、そのたびに抗生物質の治療を受けて治ってきた。今回も肺炎はなんとか軽快しそうである。しかし、担当医によると、経口摂取を再開するのは困難な状態だという。今は末梢静脈からの点滴を受けているが、栄養状態は徐々に悪化してきている。

超高齢社会の日本で、千代さんのような状態の高齢者が急増している。人生の終末にきて自力摂食ができなくなっている人たちである。食べることは生物の基本的欲求の一つであり、その充足は必要不可欠である。しかし、認知症や老衰の末期に、自分の口から食べることはもちろん、何もしない状態になった場合はどうなのだろうか。現代の医師の多くは代替として人工栄養法が必要だと考える。人工的に栄養と水分を補給する人工栄養法は過去三〇〜四〇年間に発展した。昔のように、食べたり飲んだりできないために脱水や栄養問題で死亡する、ということはなくなった。これは医療技術の発展に伴う恩恵であるが、同時に、どのような状態の人にでも人工栄養法が行われるようになり、それによる弊害もみられるようになってきた。医療技術の進展はしばしば恩恵とジレンマを合わせてもたらす。この章では、認知障害が重篤で意思疎通ができず寝たきりで全介助という老年の最終段階に入ったときに人工栄養法を行うことの意味を、胃瘻栄養法に着目して考える。胃瘻に似たものに空腸瘻や食道瘻があるが、この章ではもっとも汎用されている胃瘻に焦点を当てる。

二　人工栄養法と適応

人工栄養法の種類

まず、現在使われている人工栄養法について概説する。摂食や嚥下が困難な患者に対する人工的な栄養と水分の補給法には、腸を使う経腸栄養法と、腸を使わずに静脈から栄養分を投与する静脈栄養法がある。静脈栄養法には末梢静脈を使う末梢点滴と中心静脈を用いる中心静脈栄養法がある。末梢点滴では生命維持に必要十分な栄養を投与することは困難であるが、中心静脈栄養法では高カロリーの輸液が可能である。経腸栄養法はチューブを通して流動食等を投与する方法なので一般的には経管栄養法と呼ばれ、おもな方法として、鼻から胃の中にチューブを通す経鼻経管栄養法と、胃を腹部の表面から切開して瘻孔《ろうこう》を作り、そこに管を通して腹部から直接、胃の中に栄養等を補給する胃瘻栄養法がある。腸が機能している患者では基本的には経腸栄養法を用い、静脈栄養法は用いない。腸という器官は食べ物を消化するだけでなく、免疫機能とも密接に関連していることが最近の研究でわかってきた。腸が機能している患者が腸を使わないでいると、免疫機能が減退し身体に悪影響が出ると報告されている。

経鼻経管栄養法の歴史は胃瘻栄養法よりも長いが、近年は、胃瘻栄養法のほうがより広く使われるようになってきた。その理由の一つに、経皮内視鏡的胃瘻造設術（ＰＥＧ：percutaneous endoscopic gastrostomy）の開発と、それによる患者の苦痛の軽減がある。経鼻経管栄養法の経験者ならおわかりだろう。未経験者は、鼻から胃にチューブが入れられ、それが何週間、何ヶ月間と留置されることを想像してほしい。少しでも意識がある人で、これを苦痛に感じない人は少ないはずである。ＰＥＧ（ペグ）による胃瘻栄養法では胃瘻を作るときの若干の身体的な負担はあるものの、その後の長期間の負担を総合的に考えれば、患者が日常的に感じる苦痛は経鼻経管栄養法の場合よりも小さいと思われる。欧州静脈経腸栄養学会（ＥＳＰＥＮ）は二〇〇五年に出したガイドライン（Loser, *et al.* 2005）で、栄養補給期間が二〜三週間以上になることが予想されている場合には、経鼻経管栄養法ではなくＰＥＧによる胃瘻栄養法を推奨している。

経皮内視鏡的胃瘻造設術（ＰＥＧ）の開発と進展

胃瘻は開腹術で作られていた時代もあったが、現在では、経皮内視鏡的胃瘻造設術（ＰＥＧ）で比較的簡単に作られることがほとんどである。「経皮」とは「皮膚を通して」、「内視鏡的」は「内視鏡を使用して」という意味である。内視鏡にはさまざまな種類があるが、この場合に使用するのは胃カメラである。経皮内視鏡的胃瘻造設術はその英語の頭文字から日本の医療現場でもPEGと呼ばれている。PEGは通常、二名の医師によって局所麻酔下で行われる。一名が胃カメラを挿入してモニターを見ながら切開に適する部位を探し、胃カメラの先端についているライトで赤く照らす。もう一名はその赤く照らされた部位を体表面から見て切開に適する場所であるかどうか確認して切開し、胃壁と腹壁を固定してカテーテルを装着し、内部ストッパーと外部ストッパーで止める。カテーテルはチューブ状の器具であり、これで胃の内部に流動食や薬剤を体表面から直接投与することができるようになる。カテーテルを装着するに足る長さしか切開しないので切開孔はわずか五、六ミリ、縫合不要で、処置時間は手技に慣れた医師であれば一〇分程度である。

ＰＥＧは、摂食・嚥下障害を有する小児患者のために一九七九年に米国で開発された。口から十分に食べることができない子どもたちのために、できるだけ身体的負担の少ない方法で栄養を補うことを考えてのことである。前述のように、経鼻経管栄養法には日常的に苦痛が伴う。さらに、ＰＥＧの開発以前には開腹術で胃瘻が作られていたが、手術や全身麻酔による合併症が少なからずみられ、それが子どもたちにはかわいそうだとＰＥＧの開発者の小児外科医らは考えたという。

ＰＥＧの開発とその成果は一九八〇年に米国小児外科学会年次学術集会で報告され、同年に小児外科学雑誌で論文が発表された。すると、この方法は消化管が機能している患者に対する人工栄養法として有効であり、患者への身体的負担が少なく、医療費も小額で済む優れた方法であると評価され、米国では八〇年代から急速に普及した。日本では一九九〇年代後半から全国的に広まり、一九九三年には約六五〇〇本であったPEGキットの販売数は二〇〇三年には約八万四三〇〇本を数えた。最近では、国内のPEG施行患者数は年に一〇万人を超えている。

しかし、PEGの開発者自身が指摘するように、「PEGの簡便さが一因となり、過剰に施行されるようになってきた」(Gauderer 1999)。患者が自分の口から食べることに困難をみせると、とりあえずPEGをするという医師が多くなってきたのである。PEGを推進している日本の専門医は、「PEGの真の目的は再び経口摂取可能になることであり、その最善の方法がPEGである」(鈴木二〇〇〇)としているが、PEGのじっさいの対象者の多くは高齢の脳血管疾患患者や認知症患者であり、二度と自分の口から食べることができずに生涯を閉じる人が大半であるといわれている。

PEGの適応

PEGによる胃瘻栄養法は、基本的には、比較的簡便かつ安価で優れた方法であり、一時的な代替栄養法として、また、患者のquality of life(QOL)の改善のために評価が高い。日本でPEGを推進している医師らが組織しているPEGドクターズネットワーク(PDN、以下PDN)というNPO法人は、PEGがもっとも有益な症例として、正常な意識状態を有する嚥下障害症例と頭頸部症例を挙げている。前者は、脳血管疾患により嚥下障害が生じたものの意識状態は悪くない症例であり、後者は頭頸部や顔面、食道や咽頭部に外傷や病変があり口から食べることができない症例である。前者の場合は適切な嚥下リハビリ後に、後者の場合は外傷や病変の回復後に、経口摂取の再開が期待できる場合も多い。このような患者では回復後に胃瘻からの栄養補給が不要になればチューブを抜去可能であり、抜去後、瘻孔は短期間で塞がる。耳のピアスの穴を使わないでいると塞がるのと同様である。

また、ＰＥＧによる胃瘻栄養法は、疾患の進行によって嚥下困難になる筋萎縮性側索硬化症（ＡＬＳ）や進行性筋骨化症などの神経筋疾患患者に対しても有益な方法である。この患者群では、やがて疾患が回復して経口摂取が再開できるようになるわけではないが、ＰＥＧによって日々のＱＯＬを改善することが期待できる。

さらに、ＰＥＧは補完的な栄養法としても有用である。すべての栄養分を経口摂取することが難しい人にとって、本当に食べたいものだけを少し口から食べ、それによって食べる楽しみを味わいながら、必要な栄養分や薬剤は胃瘻から入れることができる。

胃瘻栄養法の適否の判断が難しい症例の一つに、患者が遷延《せんえん》性意識障害（植物状態）の場合がある。ＰＤＮは、患者が遷延性意識障害の場合にはＰＥＧによる胃瘻栄養法は選択肢の一つであるとしている。遷延性意識障害患者では、外傷や脳血管疾患などによって突然その状態に陥ることが多く、そうした場合には、脳は重度に障害されていても全身状態は悪化していないことがよくある。そのため、胃瘻栄養法によって生存期間の延長を図ることができる。しかもその延長期間は、中心静脈栄養法や経鼻経管栄養法を行う場合よりもＰＥＧで胃瘻栄養法を行う場合のほうが長いということも報告されている。中心静脈栄養法で一年間生存可能な患者は、経鼻経管栄養法なら二年間、胃瘻栄養法なら三年間生存できると話す医師もいる。やはり、胃瘻栄養法は患者の身体への負担が少ない優れた方法なので、結果として生存期間のさらなる延長が可能になるということのようである。遷延性意識障害患者の場合は、そのような状態で生存期間が延長することにどのような価値を見いだすか、ということが次の問いになるだろうが、それはおもに個々人やその家族の考え方の問題であり、この場では論じない。

認知症の摂食・嚥下障害

さらに問題が複雑化し判断が困難になるのは認知症の場合である。認知症患者は、現在のＰＥＧ対象患者の中でその適否がもっとも議論されている患者群である。認知症患者の一部では過食症がしばしばみられ、ある研究では患者の四分の一に過食症がみられたと報告されているが、この患者群でより深刻なのは体重減少である。これまでの欧米での研究によると、認知症患者では体重減少が頻繁にみられ、栄養失調状態にある患者では適切な栄養状態にある患者に比べて褥瘡《じょくそう》（床ずれ）の頻度が高く治りが遅く、感染症が多く、生存期間が短くなると報告されており、栄養失調状態と認知症による摂食・嚥下障害に相関関係があることが示されている（Kindell 2005）。したがって、適切な栄養管理がこの分野の重要な課題であることは間違いない。

認知症ではその原因によって初期にも中期にも摂食・嚥下障害が発生することがある。認知症の二大原因は脳血管疾患とアルツハイマー病であるが、たとえば、脳血管性の認知症患者で延髄に障害を負っている場合には、嚥下障害があって飲み込みはできないが認知障害はそれほど重篤でない場合もある。こうした患者にとってPEGによる胃瘻栄養法は有用であろう。

認知症患者が拒食している場合はどうであろうか。認知症患者は自分で食べることができる時期でも食事介助を受ける時期でも、摂食を拒否したり口に入れられた食べ物を吐き出したりすることがある。こうした摂食拒否は、毒が盛られていると信じこむ妄想など認知症の症状が原因であるとわかる場合もあるが、理由が不明なことも少なくないといわれている。このような患者では、摂食拒否しているから、即、PEGという答えは早計であり、まず、摂食拒否の理由を探索する必要があるといえるのではないだろうか。まして、患者が胃瘻をいじったりするので抑制（椅子やベッドの柵に手をしばる）することは非倫理的で許容されない。認知症患者における摂食に関わる問題はまだまだ研究が必要な分野であり、特に日本では研究が不十分であるといわれている。

三　医学的証拠の検討

認知症患者に対する経管栄養法の効果

摂食に問題がある認知症患者に対して胃瘻栄養法を含めた経管栄養法が広く用いられてきたが、それは食事介助で食べる場合と比較してどのような効果があるのか。この点について、日本での研究の蓄積は少ないが、高齢患者に対する胃瘻栄養法を含めた経管栄養法がさかんに行われてきた米国を中心に、欧米ではこれまでに数多くの研究が実施され医学論文として発表された。それらの論文を総合的に分析した研究があり、この問題を考える際に有用である。それは米国の老年医学者フィヌーケインらの一九九九年の報告である。

フィヌーケインらによれば、認知症患者に対する経管栄養法の導入目的は、誤嚥《ごえん》を防ぎそれにより誤嚥性肺炎を予防すること、栄養状態を改善し生存期間を延長すること、また、栄養状態を改善することによって褥瘡や感染症を予防すること、患者の苦痛を軽減することなどである。フィヌーケインらはこの研究で、一九六六年から九九年までに世界で発表されたPEGによる胃瘻栄養法を含む経管栄養法全体に関する医学論文を多角的に分析し論文七七篇を引用して、これらの目的のいずれについても「効果が認められなかった」(Finucane, *et al.* 1999)と結論した。それどころか、胃瘻栄養法でも経鼻経管栄養法でも、もっとも頻繁に認められた副作用は誤嚥性肺炎だったという。フィヌーケインらは、摂食困難な認知症高齢者への経管栄養法の効果を総合的に判断し、こうした患者に対してとるべき方法は経管栄養法ではなく適切に配慮された食事介助だと述べている。

また、星野はフィヌーケインらの分析対象後の、一九九九年から二〇〇五年に世界で報告された認知症患者に対する経管栄養法の論文について分析し三六篇を引用して、誤嚥性肺炎の予防については「限定的な効果」、延命効果については「経管栄養を施行された高齢者は六ヶ月から一年以内に半数が死亡しているという傾向がある。したがって、経管栄養に利点があるとしても、この限られた予後を前提として語られなければならない」(星野二〇〇六)としている。

認知症高齢患者への施行が急増するＰＥＧの問題として米国で以前から指摘されてきたのは、食事介助の人手の節約のためにＰＥＧを行って胃瘻栄養法を導入するということである。食事介助には人手がかかる。食事介助を行えばまだまだ経口摂取が可能であるにもかかわらず、介助の人手が不足しているので胃瘻栄養法が導入された例が数多くみられたのである。日本でも同様のことが起こっているのではないだろうか。まず改善すべきはこちらの問題のようである。高齢者本人の満足度を中心に考えれば、口から食べることができるうちはそうすることが大切だと思える。

また、あらゆる医療技術に合併症があるようにＰＥＧにも合併症があり、ＰＥＧ施行の意思決定に際して注意が必要である。前述のＰＤＮによると、ＰＥＧの軽度の合併症には、造設時の出血、瘻孔周囲炎、胃瘻の周りに粘膜が赤く盛り上がる不良肉芽、皮膚のただれ、潰瘍、胃壁内に内部ストッパー（バンパー）が埋まってしまうバンパー埋没症候群、瘻孔の開大、また、重篤な合併症には、造設時の大量出血、心停止、呼吸停止、腹膜炎、誤嚥、穿孔《せんこう》、大腸誤穿刺《せんし》などがある。

認知症末期には経管栄養法の適応はない

フィヌーケインらと星野も指摘しているが、これまでに行われた研究は、摂食に問題がある認知症高齢者を経管栄養法群と食事介助群の二群に無作為に割り付けて行ったランダム化試験ではない。したがって、医学的証拠としての能力は十分とはいえない。そして今後、ランダム化試験が行われることもあまり期待できない。その理由は、大西が指摘しているように、認知症患者では本人からインフォームド・コンセントを得ることが困難で、家族など代理意思決定者の意向の影響が大きく、また、経管栄養法に移行するのか経口摂取を継続するのかの基準と前後のケアが一律ではないため、倫理的および臨床的にランダム化した臨床研究を実施しにくい状況があるからである（大西二〇〇二）。

したがって、経口摂取がいくらかでも可能な段階では、胃瘻栄養法の補完的な使用も含めて、経管栄養法導入の意思決定を行う際は慎重な判断が必要だといえる。これまでの研究結果を踏まえて、前述の欧州静脈経腸栄養学会のＰＥＧのガイドラインは「個々の認知症患者に合わせたアプローチが必要だが、批判的、限定的に考慮すべき」としている。

しかし、少なくとも明確なのは、千代さんの状態、つまり、誤嚥性肺炎を繰り返して食事介助による摂食が不可能になった認知症末期の状態においては、胃瘻栄養法を含めた経管栄養法には患者本人に対する臨床的な利益は認められないということである。

医師の中には、自分の臨床経験を踏まえて、千代さんと同様の患者群に対する胃瘻栄養法には、延命を含めた臨床的な効果がやはりあると感じている人がいるかもしれない。個々の症例の特性によってその可能性があることは否定しないが、もしかすると胃瘻栄養法の導入が早すぎた、言い換えれば、まだ経口摂取可能なうちに胃瘻栄養法が導入されたので、見かけ上、延命効果があるように見えているだけかもしれないという可能性について考える必要があるのではないだろうか。

この点に関して、医師の中には、誤嚥性肺炎を繰り返して食べられなくなってから胃瘻を作っても全身状態が悪化しているので遅すぎる、だから、まだ経口摂取が可能で栄養状態が良いうちにＰＥＧを施行しておくほうがより適切であるという声もある。そうすれば、経口摂取が困難になるにしたがって速やかに栄養補給量を増量することが可能なので、結果として生存期間の延長につなぐことができるのだという。これは、生存期間の延長を中心に考えれば正しい見解なのかもしれない。しかし、その延長期間にどのような価値を見いだすか、それを判断するのは、やはり本人とその家族ではないだろうか。

高齢者本人は経管栄養法を望むのか？

食べられなくなった場合に経管栄養法を導入する。それは、一義的には、食べ物の代替である。食べられないからチューブで流動食を消化管に入れるのである。しかし、こうした方法で栄養分を送り込まれることを、高齢者本人はどう思っているのだろうか？　今、日本全国で経管栄養法を受けている千代さんのような状態の高齢者に、それを直接問うことは不可能である。では、彼らは経管栄養法を導入されるに当たって、医師側にインフォームド・コンセントを与えたのだろうか？　それも疑問である。では、まだ意思決定が可能な事前の段階で、やがて自分で食べることができない状態になるという可能性や、自分で食べる代わりに経管栄養法という人工的な栄養補給法があるということとその利益と不利益について医師から説明を受けて、インフォームド・コンセントを与えていたのだろうか？　そのような例もおそらく非常に少ないだろう。

このように当事者の意向が直接確認できない場合には、当事者になった場合を想定することにそれほど違和感がない人たちに問うことが参考になる。そういう意味で、一九九九年に松下らが報告した外来高齢患者を対象とした終末期ケアに関する意識調査（松下ほか一九九九）は、日本国内でこの種の調査が少ない中で高く評価できる。この調査では、東京都老人医療センターの外来高齢患者五六二人を対象に、認知症などで脳が重度に障害されて摂食困難、寝たきりで、自分の意思を表明できない状態に陥ったことを想定した場合に、人工栄養法を希望するかどうかを質問した。その結果、胃瘻栄養法の希望者は二・七パーセント、経鼻経管栄養法の希望者は六パーセント、点滴の希望者は三九パーセントで、もっとも希望者が多かったのは「何もしない」の四二パーセントであった。また、健康な高齢者九〇人を対象として宮城県で行われたアンケート調査では、八七パーセントが経管栄養法を行ってほしくないと回答している。

四　医師側の要因

「経管栄養法を施行しない選択肢」を患者家族側に提示しない理由

高齢者本人が望んでいるかどうか疑問なのに、なぜ医師は経管栄養法を施行するのか。換言すれば、なぜ医師は経管栄養法を施行しないという選択肢を患者家族側に提示しないのか。日本ではこの点に関する研究が行われていなかったため、筆者は二〇〇四〜〇五年にかけて、この患者群への経管栄養法導入の意思決定に関わった経験を有する医師三〇人を対象に探索的なインタビュー調査を行った。

その結果、（1）医療者と患者家族の心理的安寧を保つこと、（2）法制度関連問題、（3）患者家族の感情・意向の忖度《そんたく》と尊重、(4)終末期の定義の不明確さ、の四点がおもな理由として挙げられた。ここでは、この章に特に関連する(1)〜(3)について説明する。

(1)医療者と患者家族の心理的安寧を保つこと　この場合に経管栄養法を施行しないということは中心静脈栄養法を施行するということではなく、人工的な栄養と水分の補給を行わないことを意味する。この患者群に対して中心静脈栄養法を長期に施行するのは医学的な証拠に反することであり、現在の日本の医療保険制度の下では行えない。一昔前まで、日本の老人病院の多くでこうした高齢患者に長期間にわたって中心静脈栄養法が行われていたが、それは医学的な証拠に照らして間違いであっても、当時の医療保険制度の下では病院の収益に貢献していたからである。

筆者の調査対象の医師のほとんどは、患者に人工的な栄養・水分補給を行わないことは医師・看護師らと患者家族に深刻な心理的負担をもたらすので、施行せざるを得ないと語った。この深刻な心理的負担は「餓死」の連想による。栄養・水分補給は人間として必要最低限のことなので、それを差し控えることは非人道的であるという非常に強い意見が大半であり、この想いは家族にとっても同様であると医師は考えていた。食べ物の代替としての人工栄養法を施行しないということを、「餓死させること」「兵糧攻めにすること」「虐待」「見殺し」と表現する医師が多く、「アフリカの飢えた子どもを放置することと同じだ」と語った医師もいた。

また、「何もしないことの困難さ」も語られた。何らの医療行為もせずに死なせるほうが、何らかの医療行為をするよりも心理的負担が大きく、その背景には延命至上主義的な医学の伝統があるという指摘があった。救命と延命が職務と教えられ、そのように仕事をしてきた医師にとって、どこで治療を差し控えるかのガイドラインすらない現在、食物の代替物としての経管栄養法の差し控えを行うことは通常の職務を超えることであり、普通はそこに考えが及ぶことはなく、もしそこに考えが及んだとしてもその実行には重大な心理的負担が伴うということであった。また、「死なせる決断」は患者家族にとっても重い心理的負担になると医師は考えていた。医療者も家族も、「自分が引導を渡した」という意識を持ちたくないのだと医師は語った。

さらに、医療現場でしばしば問題になる「別居家族や親戚の問題」がある。それまで患者の世話をせず、入院後もあまり面会にも来なかった別居家族や親戚が最期の場面に登場し、さらなる医療処置を求めて騒ぎ、患者の同居家族や医療者を悩ませることは頻繁にみられると、ほとんどの医師が語った。この現象は、人工栄養法を施行するか否かの場面だけでなく、終末期の医療現場ではよくみられることで、がん医療の分野では柏木が「ぽっと出症候群」(柏木二〇〇二)と呼んでいる。この現象について、筆者がインタビューしたある医師は、それまで患者に対する貢献が少なかった別居家族や親戚が、自分たちの「失地の回復」のためにそうした行動に出ると説明している。要するに、それまで何もしなかったことに後ろめたさを感じる彼らが、いよいよ最期という段階で「もっと治療を!」と大きな声で発言することによって、一見、患者の擁護を装いながら、実は、自分たちの気持ちをなだめているのだと説明している。

(2)法制度関連問題　現行法は治療の差し控えや中止を扱うことを前提として整備されておらず、この状況において、経管栄養法の差し控えは罪に問われる恐れがあるので施行せざるを得ない、との声が多くの医師から聞かれた。現行刑法の枠組み上、触法行為に相当するという彼らの懸念は現実的なものといえる。人工栄養法を含めた生命維持治療の差し控えは刑法二〇二条（自殺関与罪および嘱託殺人罪）に抵触する恐れがある。また、治療義務がある医師が治療を怠ったと判断された場合は刑法二一八条（保護責任者遺棄罪）、それによって患者が死亡したと判断された場合は刑法二一九条（保護責任者遺棄致死罪）に当たる恐れもあるとの報告もある。

また、日本では、終末期に意思決定が困難になったときに備えて用意する事前指示の制度的な枠組みがなく、日本尊厳死協会の会員になったり個人的に用意している人はいるものの、そうやって用意された書面の法的効力は不明であり、それに従った場合に医師が訴追されない保証もないことから、そうした書面に示された意思に従うことに医師が後ろ向きな場合が少なくないことも指摘された。

さらに、自己決定が困難な成人患者の医療行為を代理で決定する意思決定代理人制度も存在しないので、医療現場では、従来、患者家族に相談し医療措置への応諾を得てきたが、応諾を得るべき家族の範囲や順序は不明確であり、家族間で意見の相違がみられる場合は、医師としては保守的に対応せざるを得ないという指摘もあった。家族の中で一方が「何もしないで看取る」といっても、片方が「できるだけのことをしてほしい」と主張している場合には、医師としては後者の意見に沿わざるを得なくなるということである。

（3）患者家族の感情・意向の忖度と尊重　人工的な栄養・水分補給は必須であるという医師の考えの背景に、それを患者家族が望んでいると医師が確信していることが示された。ＰＥＧを行う目的も、患者本人の利益を考えてというよりも、人工栄養法を希望する家族の気持ちに沿えばPEGを実施することになると医師が判断しているということであった。ある医師は、「胃瘻にしてくださいと本人がいうのではなくてね、親族が生きていてほしいがために、やむなくそういう栄養で生きている、あるいは生かされている、そういう患者さんが今ほとんどですね」と語っていた。

「経管栄養法を施行しない選択肢」も患者家族側に提示する医師の特徴

前述の理由により、多くの医師は意思疎通困難で寝たきりの高齢者の終末期に人工的な栄養・水分補給を行うのは当然であると考えていたが、そうした現状に疑問を感じて患者家族に「経管栄養法を施行する選択肢」とともに「経管栄養法を施行しない選択肢」も提示していた医師が少数ながらいることがわかった。筆者はこの選択肢提示を日常的に行っている医師を一生懸命探し、その結果、四人から話を聴くことができた。彼らは以下の特徴を共有し、これらの点で多数派医師と異なっていた。

(1)栄養・水分補給は必須とはいえないという認識

「餓死」を忌避し、栄養・水分補給を必須とみる医師がほとんどである中、これら少数の医師は日々の臨床の中でその意味を問い直していた。ある医師は、「栄養・水分補給は人間の義務であり基本的ケアである、といわれますけど、あるケアがただそれだけで価値があるという考え方は当たらないという事例をいくつも経験しています。どの家族も栄養くらいは最期まで、と思っておられたのは事実。でも、いざ自分の親がこうした最期を迎えようとしているまさにその現実の中では、『水分・栄養補給の基本的価値』は『それをしないことにも十分価値がある』という考え方に明らかに変わってきています」と語った。

（2）患者家族と繰り返し話し合うことで法律問題を回避　患者家族との話し合いが大切であるということは三〇人の医師全員が言及していたが、「経管栄養法を施行しない選択肢」も提示する少数派医師では、特に、患者家族と繰り返し話す傾向がみられた。そして話し合いを繰り返すうちに患者家族との信頼関係が樹立できるので、人工的な栄養投与をしない決定をしても、それが後に法的問題に発展する恐れは抱かないという。ある医師は、「僕、結構心配性なもんですからね、そういうのを考えた時期もあるんですけど……。家族の方と話をする中で、その過程で選んでいくことに関して、後々何かいわれるだろうとは、最近はあまり考えないですね。法的な問題になるというときは、やっぱり僕は、家族への説明が足りなかったんじゃないかなって思います」と語っていた。また、この少数派医師は、繰り返し患者家族と話す中で、経管栄養法を施行した場合と施行しなかった場合両用の予測される予後についても家族側に説明している点で、多数派医師と違っていた。

（3）医療者と家族の心理的負担を減らす少量の輸液　人工栄養法を施行しないと決定した患者については、最期の期間を少量の輸液で看取る場合が多いという。一日三〇〇cc程度の輸液で看取るという医師は、これは、何もしないことによる医療者と家族の心理的負担を減らす意味で有効だと語った。その医師は、「一日三〇〇ccとかですね、生命維持には絶対足りないわけですけど……。ご家族も、ただ何にも口から物も入らない、で、何もしないでね、日に日にどんどん衰えていくというのを見ていくというのは、結構つらいんですよ。でね、われわれの側もね、結構つらいんですよ。だからその妥協の産物として一日三〇〇ccだけ。そうすると本当にね、少しずつは衰えていくんですけどね、だけど何にもしてないという感じがなくて、いいんですねぇ」と語っていた。

医学的証拠を踏まえた判断へ

多くの医師が、「経管栄養法を施行しない選択肢」を患者家族側に提示しない理由として、医療者と患者家族の心理的安寧を保つという意思があることが示された。その中核となっているのは「栄養・水分補給は必須」という強固な認識であった。栄養・水分補給を差し控えた死を「餓死」と捉え、それを直感的に非倫理的であり非常識とみなす医師が大多数であるわけだが、実は、終末期の人工的な栄養・水分補給の生理学的意味などを検討した欧米の複数の研究は、終末期の栄養・水分補給は必須とはいえず、栄養・水分補給を控えた死に方は苦痛を伴わないと報告している。国内にも同様の見解を持つ老年学専門医もおり、「老衰の過程で生じる摂食不能を放置した死は脱水死であり、苦しみは少なく死亡までの期間も短く、治療による苦痛もない、ある意味で理想的な死に方である」（植村二〇〇〇）と老年学の教科書に記している。

医療者は、栄養・水分補給を差し控えたり中止したりすることを直感的、情緒的に間違いであると感じることが多いと欧米でも報告されており、その実行に伴う心理的負担の大きさは十分理解できる。しかし、直感的な「常識」の中には根拠のないものもあり、終末期の人工栄養法の問題はまさにその例であるといえる。

筆者がこの「常識」を破られたのは、米国滞在中の二〇〇〇年だった。ハーバード大学の関連病院であるマサチューセッツ総合病院の医師から終末期の人工的な栄養・水分補給が不要であることをはじめて聞いたときである。最初は耳を疑い、次の瞬間、米国でしばしば囁かれていた高齢者差別（エイジズム）の実例ではないかと感じた。しかしその後、文献を調べてみたら、その医師のいうとおりであることがわかった。患者が最期の期間をもっとも苦痛なく過ごすためには、人工的な栄養と水分の補給は不要なのである。必要なのは、唇が乾かないように湿らせる程度のことだとわかった。

医学的証拠をもとに考えると、「経管栄養法を施行しない選択肢」を患者家族側に提示しないことに合理性はなさそうである。さらに、患者中心に考えれば、「何もしないことの困難さ」や「死なせる決断の重さ」には、思い違いといえる部分もあるのではないだろうか。また、医学的証拠をよく理解すれば、「ぽっと出症候群」問題にもより良く対応することができそうである。

一方、人工栄養法を差し控えた場合の触法懸念は現行刑法の下では現実的なものである。しかし、これについては、「経管栄養法を施行しない選択肢」も提示する少数派医師の臨床実践から学ぶところが大きいと考える。彼らは患者家族と繰り返し話し合い、意思の疎通を図って信頼関係を築くことで、その懸念をじっさいにはほぼ払拭していた。また彼らは患者家族とのコミュニケーションの中で、経管栄養法を施行する場合と施行しない場合の予後も説明していた。家族の意向をより尊重しようとするなら、この情報の伝達は必須であろう。多数派医師はその情報を伝達せずに「家族は栄養補給を望んでいる」と確信していたが、その確信には根拠が不足しているといえるのではないだろうか。

五　おわりに――千代さんへの人工栄養法をどうするか

冒頭の千代さんの事例について、再度、答えを考えてみたい。千代さんの病態は末期の認知症であり、これまでに食事介助や食べやすい工夫などを尽くしてもらって食べてきたが、誤嚥性肺炎を繰り返した。介助によって自分の口から食べることは、もう難しい状況であると担当医は判断している。

千代さんに事前指示があれば、千代さんの真意をそれまでの生き方などから判断しつつ、違和感がなければ基本的には事前指示に従うことを考える。しかし、事前指示は用意されていないのが普通である。その場合、多くの医師は経管栄養法、具体的にはＰＥＧによる胃瘻栄養法を提案するだろう。中心静脈栄養法は選択肢ではない。しかし、千代さんにＰＥＧの適応はあるのだろうか？　これまでに明らかにされた医学的証拠をもとに考えれば、千代さんにその適応はないと判断するのが妥当である。同じ医学的証拠によって経鼻経管栄養法の適応もないといえる。ＰＥＧをせず、経鼻経管栄養法もせず、中心静脈栄養法も行わない。千代さんの場合は、医学的にみればこれが適切な判断であるといえる。

しかし、いくら複数の論文に「栄養と水分の補給を差し控えることが適切である」と書かれていても、人工栄養法をまったく施行せずに千代さんを看取ることに医療者も子も孫もしのびなさや罪悪感を持たざるを得ないというなら、筆者の調査の少数派医師が実践しているように、少量の末梢点滴を行って、静かに、ゆっくり看取ってはどうだろうか。これが医学的にもっとも適切な方法かどうかは、今のところわからない。千代さん本人への利益を中心に考えると倫理的には議論があるかもしれない。しかし、千代さんは自分の最期について家族や医療者が思い悩むよりも、このやり方に周囲の人たちがそこそこ納得してくれれば、そのほうが良いと思うかもしれない。現時点での具体的な臨床場面におけるバランスのとれた方法としてみれば、関係者の多くが受け容れ可能な選択であるとはいえないだろうか。

引用参考文献

大西基喜（二〇〇二）、「痴呆患者の経管栄養法についての臨床的意義」"Journal of Integrated Medicine," vol. 12: 二三〇―二三三頁

植村和正（二〇〇〇）、井口昭久編『高齢者の終末期医療の特徴 これからの老年学』名古屋大学出版会、三〇―三〇五頁

柏木哲夫（二〇〇一）、『「老い」はちっとも怖くない』日本経済新聞社

J・キンデル著、金子芳洋訳（二〇〇五）、『認知症と食べる障害』医歯薬出版株式会社

鈴木裕（二〇〇〇）、『おなかに小さな口』芳賀書店

星野智祥（二〇〇六）、「認知症患者に対する経管栄養について」『プライマリ・ケア』vol. 29、二二一―二三〇頁

松下哲・稲松孝思・橋本肇ほか（一九九九）、「終末期のケアに関する外来高齢患者の意識調査」『日本老年医学会雑誌』vol. 36、四五―五一頁

Finucane TE, Christmas C, Travis K. (1999), Tube feeding in patients with advanced dementia: A review of the evidence. JAMA. vol. 282 : 1365–1370.

Gauderer MW. (1999), Twenty years of percutaneous endoscopic gastrostomy: Origin and evolution of a concept and its expanded applications. Gastrointestinal Endoscopy. vol. 50: 879–83.

Loser C, Aschl G, Hebuterne X, *et al.* (2005), ESPEN guidelines on artificial enteral nutrition-Percutaneous endoscopic gastrostomy (PEG). *Clinical Nutrition* vol. 24: 848–861.

Ⅱ　地域社会における生と死

第四章　「看取りの文化」の再構築へむけて

――「間」へのまなざし

竹之内　裕文

「終《つい》の住み処で最期を迎えたい」という願い、それは私たちの社会の現状では、ほとんど叶えられることがない。それに対して、在宅医療への移行を推進すべく、各種の取り組みが開始されている。おそらくそれとともに、在宅療養を支える社会的・経済的な基盤も、徐々に整えられていくであろう。しかし、終の住み処での豊かな「生と死」を実現するためには、これら制度的な面にとどまらず、じっさいに看取りを担う各人の姿勢、態度、心構え、信条など、倫理的・文化的な側面に目を配る必要がある。とりわけ「死」と「看取り」に関する基本理解は、各種の実践知や体験を有機的に結合する紐帯《ちゅうたい》の役割を担うと考えられる。このような見通しのもと、本章では、自と他の「間」の出来事という観点から、「死」と「看取り」に考察を加えていく。

一　地域コミュニティでの生と死をもとめて――自宅で死ぬということ

目を覚まし、病室を見渡すと、いつもの仲間の姿が見当たらない。昨日まで院内学級で一緒に学んでいたのに、と怪しみつつ、担当ナースに尋ねる。すると、こんな答えが返ってくる――「元気になって自宅に帰ったのよ」。それはもちろん、思春期の多感な少年を傷つけまいとする「きれいな嘘」である。ここ筋ジストロフィー専門病棟では、全国から集められた一〇代の少年たちが、死の翳《かげ》に脅かされる毎日を送っている。肢体は日ごとに自由度を失っていき、年長の仲間は次々に退去していく。明日は、同じ悲運がこの少年自身を見舞わないともかぎらないのである。そして「その時も、彼女はおそらく同じ嘘をつくのだろう」と、彼は冷静に想像する。それによって「自分は、このように一般社会から隔絶されたまま、誰の目にもとまることなく最期を迎えるのだ」、と。社会の片隅の病室においてすら隠蔽される「死」を前にした「生」、その意味を問い続ける中で、彼はやがて年長の仲間たちとともに、ある決断を下すことになる。病棟での医療的・福祉的なケアと引きかえに、地域での自立生活――地域の人々とのつながりの中で営まれる日常生活――を選びとっていくのである。

かつてボランティアとして自立ホームに通っていた筆者に、敬愛する友人はこのような物語を語ってくれた(竹之内 二〇〇二)。およそ四〇年の時が流れ、少年たちの多くは、すでにこの世を去った。再び病棟で生活を送っている者もいる。なお自立ホームにとどまっている者もいる。その一人ひとりの「生と死」は、「地域社会での生と死」をめぐる私たちの考察に、貴重な糸口を与えてくれると思われる。

じっさい高度経済成長期に専門病棟で体験された「生と死」は、今日の病院や老人福祉施設で私たちが体験する「生と死」と、ほぼそのまま重なり合う。たとえば病院の場合、「死」の接近とともに、患者は相部屋を離れ、ＩＣＵ（集中治療室）ないし個室に移される。やがて死亡診断が下されると、スタッフの手による処置を経て、遺体はストレッチャーで霊安室に運び入れられる。そして葬祭業者の到着を待って、人知れず裏口から運び出されていく。確かに年齢相応の経験を積んだ同室の患者たちは、仲間の一人が部屋を離れるときも、答えに窮する質問を投げつけて、周囲の者たちを困らせたりしない。むしろ病室には暗黙の了解が広く成立しており、核心の問題にあえて触れたりする者はいない。仲間に別れを告げることさえできず、やがて自分もこの部屋を退去すること、その場合にも自分の「生と死」が話題にされないこと、彼らはそれを重々承知しているのである。そのように黙殺され、まるで何事もなかったかのように「処理」されていく己れの「生と死」、多感な少年ならずとも、その意味を問わずにいられないはずである。

まさにここで、右の少年たちの「生と死」が、私たちの道筋を示してくれる。同じ問いに導かれて、彼らは、地域社会での自立生活へと踏み出したからである。自身の「生と死」の意味について考え抜いた帰結として、彼らは、地域コミュニティのうちに共同の住み処を構えること、そこを拠点として地域の人々と関わり合い、土地の文化と自然に触れて暮らすことを選びとったのである。それは「泊まり」の学生ボランティア、自立ホームに集う地域の子どもたち、自室のベランダで餌をねだる捨て猫、あるいは仲間とともに興じる恒例の祭りなど、既存の病院や施設の生活では触れられないもの（者・物）との

「間」で、自分たちの生と死の「意味」を探究するという選択にほかならない。自宅を拠点として、地域コミュニティのうちで生き、そして死んでいくことの意義は、ここにあると考えられる。

確かに最新の病棟や施設では、不特定多数の患者の一般的ニーズを広く見越しつつ、その「生」を支える細やかな工夫の手が加えられていよう。しかし、そのように機能的な意味が予め付与されていればいるほど、患者は、自らの心身の状態に応じて「居住空間」を意味づけ、これに見合ったかたちで「空間」に手を加える自由を奪われることになる。第三者が患者の居住空間に特定の意味を予め付与すること、それは居住者自身にとって豊かな「空間」を創出することにならないのである。むしろ患者は、自らの「居住空間」を意味づけるという主体性を発揮する機会さえ与えられないまま、日常生活から隔絶された「異空間」に身を置き続けることにより、ますます受身的・他力的な立場、いわば無力なゲストとして、病棟の看護・介護スタッフから与えられるケアをひたすら拝受する立場に追いやられていく。

それとは対照的に、患者が自宅で最期をすごす場合、医療関係者のほうが、患者宅を訪問するゲストの立場に立つ。患者とその家族（同居者）は、逆に、自宅という日常的な「居住空間」において、それぞれの主体性をいかんなく発揮する。たとえば家族の側は、患者の要望を受けて、介護器具や日用品の調達と配置に工夫をこらしつつ、患者を世話、介助することができよう。患者のほうでも、家族の日常生活に関心をむけつつ、遺される者たちの将来を気遣うことができる――かりに家族や近所の話し声や物音が聞こえてくるだけでも、多様な関心が喚起されよう。このように在宅生活では、病の進行によって一定の変化を被るにしても、それ以前の生活の中で培われてきたケア（関心、心遣い、世話、介助）の相互関係が基本的に保たれる。さらに自宅という「生活空間」には、「空間の履歴」（桑子一九九九）というかたちで、当の家族に固有の歴史が刻印されている。

たとえば、こうして床が敷かれ、今や病室として使われている「空間」は、かつて患者が仲間と酒を酌み交わした客間を模様替えしたものかもしれない。その場合、患者が病床から畳の染みを眺めるたび、亡き友の粗相がそこに立ち現れるはずである。あるいは、病床に顔を覗かせる庭のあの樹木は、今やすっかり成長した子どもの誕生を記念して植樹したものかもしれない。

自宅という「空間」は、多彩な人間模様が織り成される生活の拠点として、家族はもとより、地域コミュニティの歴史の痕跡をとどめている。そしてその「空間の履歴」を介して、患者とその家族は、互いの「生の履歴」を共有している。これに応じて両者のケア関係は、相互性のみならず、歴史性をおびたものとなる。自宅を拠点とした地域の「空間」において、現在の「生」は、固有な背景と履歴という奥行きをもって立ち現われるのである。

そこでは、基本的に外部者である医療関係者さえも、その空間の「履歴」に触発されるかたちで、固有の履歴をもった者（患者Aではなく）として、おのずと患者に接することになる。これを踏まえて在宅ホスピスケアでは、適正な医療的サポートという前提の下、患者とその家族との日常生活を支援し、両者の相互的・歴史的なケア関係を仲立ちすることに力点が置かれるのである。「ケア」と総称される行為が成立するためには、一般に、他者との関わり合いが不可欠である。さらにその都度の「ケア」のあり様《よう》は、相手方の事情や相手との関係に応じて可変的である。こうした観点から、かりに相手の固有な「生」

にむき合う試みをケアと呼ぶとすれば、自宅という場所は、ケアの絶好の舞台ということができる。

さて、生活に深刻な影響を及ぼす疾患、あるいは生命に関わる重篤な疾患は、それを抱える者の「生」(生命・生活・人生)の自明性を動揺させる。それによって慢性期・終末期の患者は、自らの生と死の「意味」を突きとめるという課題に直面することになる。まさにこの探究に際して、自宅という「空間の履歴」が決定的な役割を果たすのである。その「空間」の履歴を介して、患者は、自身の「生の履歴」との再会(出会い直し)を果たしていくからである。生と死の「意味」をめぐる探究に糸口を与えてくれるもの、それはさしあたり、各人の生において積み重ねられてきた「生の履歴」であろう。その一つひとつを現在の視座から結び合わせることによって、患者ははじめて、自身の生の物語(ライフストーリー)を再構成し、語りだすことができる(やまだ二〇〇〇)。たとえば、かつて戦場で僚友を失った患者が「先の大戦で自分の人生はクライマックスに達した。戦後の生活は消化試合にすぎない」と口にするとき、彼は、「死にむかいつつある」という現在の出来事(event 2)を、「自分だけが生き残ってしまった」という過去の出来事(event 1)と有機的に結び合わせ、物語っている。あるいは、先の戦争体験にまなざしを注ぎつつ、これをいわば参照項とする仕方で、患者は自らの死生の「意味」を突きとめようとしている、といっても良い。

生と死の「意味」——そこへのまなざしの下に各人が自らの生と死を受けとめるところ(竹之内二〇〇六)——は、患者が身を置く状況に応じて、可変的である。先ほどの例でいえば、患者が畳の染みに目をとめるときには、かけがえのない友情が、患者の生における貴重な履歴の一つとして立ち現れるだろう。あるいは庭の数本の樹木に見入るとき、患者は、子どもを立派に育てあげ、次世代に無事バトンを渡すことができたという感懐に包まれ、そこに自分の生の意味を見いだすかもしれない。

このように生と死の「意味」は、身近な事物や人々との再会を通して、その都度、新たに開示される。逆にいえばしかし、生と死の「意味」の探究は、家族や友人といった他者、畳や樹木といった事物ないし自然物、総じて、「自」にとっての「他」との関わり合いを離れては不可能であり続ける。それは、そもそも私たちの生が、常に、すでに、他なるもの（者・物）との関係において成立し、営まれているからにほかならない。他なるものとの関係、つまり「間」において、私たちの生になんらかの履歴が書き込まれていくのであり、逆にその履歴を手がかりにして、私たちははじめて自己の生を物語ることができるのである。私たちの「自己」は、このような仕方で他なるものとの「間」を生き、この「間」によって生かされている。だとすれば、「私が死ぬ」という、きわめて自己的と考えられる問題も、「間」の観点から捉え返すことができるのではないか。この見通しの下、「死」という問題に迫っていくことにしよう。

二 「人間」の出来事としての死——生者と生者の「間」

この世に生を享けたとき、そこにはすでに、私たちを待ち受ける特定の人たちがいたはずである。その人たちが産湯に浸からせ、おしめを替え、授乳してくれたからこそ、私たちの生命はこうして保たれている。また、その周りの人たちを通じて、ある特定の言語的・文化的共同体に帰属しながら、私たちは、社会生活を営む上で不可欠な言語、文化等を身につけてきた。さらに、かつての養育者がやがて老いていくならば、私たちは、その日常生活を気遣い、惜しみない援助の手をさし伸ばすだろう。そしてその死により、大きな喪失を体験するはずである。その私たちも、いずれ死を迎える、その死を前にしても、私たちは遺される者たちの将来を案じるに違いない。私たちはこのように、人の間に生まれつき、やがて老い、病を得て、死んでいくのである。そのかぎりで生老病死は、いずれも人の「間」、つまり「人間」の出来事であるといってよいだろう。

「人間」の出来事としての「死」においては、生の可能性／不可能性への関与が不可欠の構成契機となろう。それはこの実存的なあり方が、人間的な生の根本性格と考えられるからである（竹之内二〇〇六）。したがってある生の終焉が、面識のない人物の死亡記事にふと視線を落とす、あるいは医師が死亡診断を下す事故現場にたまたま居合わせるという仕方で見届けられたとしても、それが当の生の可能性／不可能性と関わりなく、いわば外部から観察される出来事にとどまるとすれば、それは「死」とはいえない。むしろそこでは「死亡」が見聞されたというべきだろう。そしてこの「死」理解という点で、子どもには学ぶべきものがある。

たとえば、幼稚園の子どもにとって、死は「もう会えなくなる」ことと同じだという。そこで〈遠方に引っ越してもう会えない〉のと、〈死んでしまってもう会えない〉との違いが、よく理解できないという。（西平　一九九七）

仲良しの友だちに「もう会えない」、だから「一緒に遊べない」。ここで「死」は、生の可能性／不可能性へのまなざしから捉えられているといってよい。じっさい二人がもう会えず、互いの消息もないとしたら、かりに二人のどちらかが遠方で姿を消そうとも、それはもはや互いの生の可能性／不可能性になんら関わりをもたないはずである。二人の「間」では、「もう会えなくなる」ということは、かけがえのない人を失うことに等しいのである。むしろこの子どもが理解できないでいるのは、生の可能性／不可能性から切り離された「死亡」という現象なのではないか。

しかし、その「死亡」という現象でさえ、最終的には、生の可能性／不可能性という観点から、したがって「死」という出来事として確認されるほかないのではないか。かりに遠方からの訃報に接した場合、「これでもう二度と会えない」と決めてかかるのは、たんなる軽信である。「なぜこの人が」という問いに駆り立てられるならば、まずその訃報や死亡診断の当否を疑ってかかり、最終的には〈遺体〉との面会を求めるはずである。そしていくら揺すっても動かず、いくら声をかけても応答がないとき、私たちははじめて、「もう会話ができない」「あの笑顔が見られない」という事実、一切の可能性の剥奪という現実を、身をもって知るのではないか。

このように、「人間」の出来事としての「死」は、生の可能性／不可能性への関与の有無によって、「死亡」から区別される。ただし、そこで問題とされる可能性／不可能性の具体的内実は、それまでに形成されてきた「間」を反映するかたちで、各人によって異なってこよう。一例として、電柱に激突する自損事故により、同乗していた九歳の娘を脳死状態に陥らせてしまった母親のケースを考えてみよう（山口・関藤 一九九二）。母親は、「この子を傷つけたことを心から後悔」しているが、それを言葉にできない。そんな妻の思いを察し、父親は、「この母親にむけて」可能なかぎりの治療を継続することを希望する――「助かることはない」にしても、「私たちは、最後まで望みを捨てきれない」のだ、と。

迫りくる「死」はこの母親において、「呼んでも起きてくれない」「手を握っても握り返してくれない」、「歩けなく、しゃべれなくて、水泳ができなくて、走れなくて、お友だちと遊べな」い、というように、まさに不可能性へのまなざしの下、受け止められている。対して父親は、娘の生から奪い去られた可能性とともに、同伴者の生における可能性／不可能性――「何も手伝ってやれなくて、代わってやれなくて」「手を握ってやることと祈ってやること、わびること、これしかできない」――にまなざしをむけている。そして娘本人にとっては、同じ「死」が「大好きな水泳がもうできない」、「お母さんとお出かけできない」という、可能性の不可能性への転化を意味するかもしれない。いずれにせよ、この三者の「間」では、その具体的内実こそ異なれ、各々の生の可能性／不可能性が、相互に不可分に結びついている。娘の生の「可能性」は、たんに彼女個人のものにとどまらない。同様にその「死」も、当の「可能性」の剥奪として、他者との「間」で生起している。

右の例からはさらに、「死」と「死亡」のより明確な区別を読みとることができる。脳死判定という〈死亡〉の診断が下された後も、「死」は「間」の出来事として、繰り返し生起したからである。たとえば母親は、「脳死」と告げられた時点では、「脳だけが悪いのかなという意識しかなかった」という。それが「どうして私でなく、有紀がこんな目に」「私のどこがいけなかったのか」といった自問、あるいは「私の命と引き換えに」という神仏への祈願を経て、ついに「ごめんね、有紀。でも、よくばったね。ありがとう」という「最後のお別れのあいさつ」を交わすにいたるのである。脳死判定後も、娘の容態や両親の置かれた状況に応じて、母と娘それぞれの生の可能性／不可能性に対する両親のまなざしは、その都度、変化していった。その意味で「脳死」は、母親が自ら述懐するように、「死への過程」だったのである。

脳死に象徴されるように、「死亡」については、一切の「間」（他者との関係）と無関係に、それが生起する一点を時間軸上に求めることができる。それに対して「死」は、生の可能性／不可能性へのまなざしとともに、死にいく者とそれに立ち会う者たちとの「間」で、「死亡」の後も、くりかえし生起する。否、「死亡」後も出来《しゅったい》するかぎり、「死」は原理的に、すでに没した者と遺された者との「間」にも生起し得るはずである。さらに、「人間」が同時代人に限定されないとすれば、「死」を、「世代間」の出来事として捉え返すこともできるのではないか。こうした展望の下、次に、生者と死者の「間」に光を当て、「死」を「世代間」の出来事として考察することにしよう。

三 「世代間」の出来事としての死——死者と生者の「間」

一年半ほど前、ある遺族の方から直接話をうかがう機会に恵まれた。彼女は、数年前に骨肉腫で先立った大学生の娘さんのことを語ってくれた。話題は、娘さんの闘病生活、罹患前後での生活の変化、娘さんに先立たれてから今日までの暮らしなど多岐にわたったが、これらのことを語るあいだ、彼女の頬をとめどなく涙が伝っていた。娘さんの遺品に触れ、遺された日記や愛読書に目を通すたび、彼女は今でも、涙をこらえることができないという。もはや長くは生きられないだろうから、同じような境遇にあった人の手記などを読み、迫りくる死を受け容れる準備をしたい、それによって少しでも家族の心痛を和らげたい、そのような想いから娘さんは、病床でも本を読んでいたという。

ここでは、娘の日記を読むという母親の行為を通して、その都度、ある過去の出来事が呼び出される。その過去の出来事は、かつての娘の生における可能性と不可分に結びついており、この過去の可能性から、現在の不可能性が照らし出される。このようにして娘の生の「不可能性」が立ち現れるからこそ、彼女は現在も涙をおさえることができない。自分の意思を超えたところで、激しい情動に見舞われる。母親が日記を読み返すたびに、「死」はその都度、現在の出来事として生起するのである。その際、娘の身に生じた出来事の「意味」――そこへのまなざしの下に当の出来事が受けとめられるところ――は、折あるごとに、新たな視角から捉え返されるはずである。同じ出来事が別の出来事に結び付られて、受けとめ直される、といってもよい。娘の書いた日記を母が読み返すという、書き手と読み手の共同行為とともに、その都度、新たな「意味」が生成し、「死者の物語」が語り直されるわけである。

このように「死」は、故人の生における可能性／不可能性へのまなざしとともに、生者（遺された者）と死者（すでに没した者）の「間」で、くりかえし生起する。しかも、ここでいう「死者」は、「死者の記憶」という主観的・心理的な現象に還元されない。死者に関する「記憶」であれば、時の経過とともに風化するだろうから、その保持のためには、生者の側の意志的な努力が求められる。それに反して「死者」は、たとえば右の母親が、自宅の娘の部屋に入るたび、日記を開き、その遺品にふれるたびに、その空間と事物の「履歴」を介して呼び出される。生者の意思や思惑を超えて、「死者」は立ち現れるのである。「私」の主観のうちに回収されず、そこで完結的な像を結ばないもの、そのような者は一般に「他者」と呼ばれる。そのかぎりで「死者」は、「他者」と呼ばれて然るべきであろう。現に私たちは、たとえば故人の遺品を整理する場合に、「既知と思っていた人が突然未知の他者として迫ってくる」という経験をすることがある。死者は、生者と同様、他なる者として、その都度、新たに出会われるのである。

死者との出会いは、事物や空間の履歴を介して生じるから、生前の面識の有無にかかわらず、その「履歴」を告げる事物や空間が保存されているかぎり、死者との出会いが広く可能となろう。さらにその「履歴」を通して、死者の生における可能性／不可能性に生者が触れるとき、生者と死者の「間」の出来事として、「死」が生起すると考えられる。生者と死者の世代が隔たっているとすれば、それは「世代間」の出来事としての「死」を意味する。

たとえばある倉庫の片隅から、遺書と思しき古文書を発見したとする。そこから生者が、故人の生における可能性／不可能性を読みとったとしよう。その場合、この可能性／不可能性は、まさに故人の「遺志」と受けとめられるだろう。そしてこの可能性／不可能性に対するまなざしとともに、生者自身の生における可能性／不可能性も、なんらかの変容を被るはずである。場合によっては、故人の生において叶えられなかった可能性を、自らの生において現実化しようと努めるかもしれない。そうでないにしても、先立つ世代の可能性／不可能性を何らかのかたちで引き受けるならば、それを通して生者は、自身の生の新たな可能性を手に入れることになる。それと同時に、故人の生における可能性／不可能性も、個人史的な枠組みから解き放たれ、「世代サイクル」という拡がりのうちに移し置かれることになる（やまだ二〇〇〇）。「世代間」の出来事としての「死」においては、このようにして、生の可能性／不可能性の「継承」と「生成」が生じるのである。今日の社会でも、特定の人たちにむけて遺書が書かれるとき、あるいは不特定多数を対象に、インターネット上で闘病記が配信されるとき、そこには潜在的にではあれ、この継承と生成に対する願いが込められていると考えられる。

生の可能性／不可能性の「継承」と「生成」という観点からは、遺書や遺品にかぎらず、死者の「履歴」を伝える事物と空間の一つひとつが、文字通り、かけがえのないものとなる。日常生活において当たり前のように接している事物、私たちがそのうちに住まう空間、それら一つひとつが代替不可能なのである。私たちが住まう「空間」として、自宅はもとより、地域の自然環境、とりわけ「郷土の自然」と呼ぶべき身近な自然を保全することの意義も、ここから明らかになろう。この空間に「履歴」として書き込まれた、先立つ世代の生の可能性／不可能性を継承し、そこから自らの生における可能性／不可能性を生成させようとするならば、また、同様の「継承」と「生成」を次世代以降の生にも願うかぎり、当の「空間」の保全がその前提条件となるからである。

これらの事物・空間を通して、私たちは、生者はもとより、死者の履歴に触れる。逆にこれらの履歴は、私たちに、世代サイクルにおける自身の位置を示し、自らの生の課題に関わる新たな理解をもたらす。

すなわち、特定の事物や空間を介して、私たちが生者と死者の履歴に触れるとき、これらの事物や空間のほうが表現的に――履歴を告げ知らせつつ――立ち現れるのである。この表現的な立ち現われとその理解とともに、私たちの住まう歴史的な世界はその都度、形成されていく。事物と関わる私たちの日常的な営み、ある空間のうちに住まうという行為、その一つひとつが歴史的世界をつくっていくのである。

四　自宅での看取りにむけて――「看取りの文化」の再構築という課題

以上のとおり、自宅を拠点とした「地域社会での生と死」は、驚くべき豊かさを秘めている。暗黙のうちにであれ、それを洞察するからこそ、多くの高齢者は、自宅を「終の住み処」として希望するのだろう。たとえば「終末期医療に関する調査等検討会」による二〇〇三年の意識調査によれば、「痛みを伴う末期状態」においても、療養生活の拠点として自宅を希望する回答者は、およそ五八パーセントを占める。しかし、今日の日本社会では、「病院死」の八〇パーセントに対して、「在宅死」はわずか一二パーセントの比率を占めるにすぎない(平成一六年人口動態調査)。この二つの統計結果を照合すれば、「自宅で最期を迎えたいのに、それが叶わない」という現況が浮かび上がる。終の住み処での豊かな「生と死」を実現するためには、どうしたら良いのだろうか。私たちはどこへむけて、具体的な一歩を踏み出すべきなのか。本章の最後に、こうした視座から、在宅緩和ケアの動向を踏まえつつ、「看取りの文化」の再構築という課題を提起しておくことにしたい。

自宅での「看取り」、それはつい半世紀ほど前まで、ごく身近なものだった。じっさい一九五一年の段階では、「在宅死」の八三パーセントに対して、「病院死」は九パーセントを占めるにすぎず、両者の比率は一九七七年にはじめて逆転する(同人口動態調査)。その在宅死が今日、いかなる点で困難となってしまったのか。一般市民と医療従事者を対象にした意識調査を足がかりに、この問題にアプローチしていくことにしよう。

終末期の在宅療養が困難な理由としては、前述の「終末期医療に関する調査等検討会」による意識調査に見られるように、まず「経済的な負担」(一般集団の回答)が挙げられる。この懸念はしかし、完全な誤解とまではいえないにしろ、たぶんに現行の公的保険制度とその運用に関する無知ないし誤認に基づくものである。一例を挙げれば、介護保険は「特定疾患」(末期を含む)に該当すれば、四〇歳から認定可能となるし、それとは別に、医療保険の自己負担が一定額(七〇歳以上で月額一万二〇〇〇円、七〇歳未満で七万二三〇〇円)を超えた場合に払い戻しを受ける高額療養費制度も利用できる——筆者が共同研究を進める宮城県内の在宅ホスピス診療所では、これらの制度と介護ボランティアの働きに支えられて、生活保護を受ける独居老人を自宅で看取った例がある。だからこそ同じ意識調査でも、医療従事者、ことに緩和ケア従事者の場合、経済面での懸念は理由リストの下位に位置することになる——むしろ上位に挙げられるのは「往診医不足」と「訪問看護体制の不備」である。

なるほど現状では、介護保険の運用をはじめ、在宅療養を支える社会制度が十分に整備されているとはいいがたい。しかし、国民所得を上回る伸びを示す国民医療費を抑制すべく、在宅医療に移行する取り組みがすでに国家レベルで始まっている。たとえば、二〇〇六年春から施行された「対策基本法」の付帯決議では、地域連携クリティカルパス――急性期病院から回復期病院を経て自宅に戻るまでの治療計画――の普及や訪問看護師の確保など、地域で在宅医療を実施する体制の整備が謳《うた》われている。それによってまさに、緩和ケア従事者が指摘する右の二つの問題の解決――地域医療機関の連携による二四時間診療体制、および介護との役割分担など制度的な合理化に基づく看護体制の強化――が試みられているわけである。

二〇三八年には、死亡者が約一七〇万人(二〇〇三年比で一・七倍)に達する「大量死」の時代を迎えると予測されており、療養病床の削減分を老人保健施設や有料老人ホームなどに転換したとしても、在宅そのものの受け皿を大きくしなければ、多数の「医療難民」や「介護難民」を生み出しかねないこともあり、在宅医療の質的・制度的な充実は不可欠な状況にある。こうした現状認識に基づいて、介護保険の運用の見直しを始め、在宅療養へむけた社会制度の整備が進められているわけである。さらにこれに連動するかたちで、民間の各種保険等においても、在宅療養の扱いが改善されていくと予想される。

以上のように、社会的・経済的システムに関わる、いわばマクロな問題については、終末期の在宅療養を広く実現すべく、各種の取り組みが開始されつつある。それに比して、在宅療養や看取りを担う各人の姿勢、態度、心構え、信条など、いわばミクロな課題は、あまりクローズアップされていないように思われる。しかし、自宅での在宅療養や看取りを現に成し遂げるためには、患者とその家族(同居者)は、「病院信仰」ないし「家族に迷惑をかけまい」とする根強い心性、あるいは「看取る」という行為そのものに対する不安など、生老病死の受容に関わる実に多くの課題を克服しなければならない。現に緩和医療関係者による調査研究でも、「終末期在宅療養の障害」として、「介護する家族の負担」感や「病状が急変した時の不安」などが上位に位置している（佐藤・宮下・森田・鈴木 二〇〇七）。

私たちの社会では、「在宅死」の極端な減少（他国と比較しても極端に少ない）とともに、身内を看取り、死にいく過程を身近に体験する機会が失われてしまった。それにより看取りの前提となる知識・技術を身につけることもできなくなった。看取りの術を知らず、しかもかつてのように、血縁・地縁による扶助も期待できない状況にあって、家族は、終末期患者の傍らで、迫りくる未知の「死」、未体験の「看取り」に対する不安を募らせる。そして急変事が生じると救急車を呼び、患者を入院させてしまうことになる――同様のことは、特別養護老人ホームなどの福祉スタッフについてもいえる。終の住み処で最期を迎えるという患者の願いを叶えるためには、社会的・経済的な条件を整備するにとどまらず、「死の看取り」の知・技の習得が不可欠となるわけである。

この知・技の欠落を補填するため、さしあたり急務となるのは、介護の担い手に対して、「事前に予想される臨終の状況やケアの方法、死亡時の連絡方法」など、必要な情報を事前に提供しておくことであろう（新村 二〇〇一）。また、介護ボランティアに門戸を開くなど、じっさい介護を担うに先立って、各人が生きた実践体験を積む機会を提供することも大切である。しかし、種々の困難を乗り越えて、いざ「死の看取り」を成し遂げるためには、介護者各自が「死」と「看取り」に関する基本理解を身につけておく必要がある。前述の実践的な知識や体験も、この基本理解を土台にして、はじめて有機的に結び合わされるはずである。その基本理解をかつて提供していたもの、それが講などを通じて、各種共同体で広く共有されていた「看取りの文化」にほかならない。逆にいえば、「在宅死」の極端な減少とともに、かつて家庭や地域といった単位で世代間継承されていた「看取りの文化」が途絶してしまったのであり、それとともに私たちの社会は、「死」と「看取り」に関する基本的な共通理解を失ってしまったのである。

とはいえ今日の私たちは、もはや既存の「看取りの文化」をそのままのかたちで踏襲することはできない。高度経済成長に伴う生活様式の変化は、「死」に関わる基本理解にも深い影を落としているからである。既存の「看取りの文化」を参照しつつ、現今の社会的動向に応じた基本理解を改めて手に入れる、私たちは、ここから始めるほかない。ならば今日の社会的動向は、どのように特徴づけられるのだろうか。

死・葬・墓をめぐる今日的な動向としては、民俗学の立場から「死の私事化」と「生死の断絶化」という論点が提起されている(新谷二〇〇〇)。まず「死の私事化」とは、「忌みと服喪の観念の希薄化」により、死という「すぐれて社会的な現象」が「極端にプライベート化」された事態を指す。「死の自己決定権」や「自分らしい死に方」の喧伝にも見られるように、かつて家族や地域共同体の出来事として生起していた死が、「私」のうちに回収されるようになったわけである。次に「生死の断絶化」であるが、これは他界観念の希薄化という事態に集約される。かつて「喪葬の儀礼」は、「死という断絶を超えて新たに生者と死者とを結びつけ、同時に死者を別の世界に送り出す」機能を果たしていた。しかし、伝統的な祭祀儀礼や民俗信仰の退潮、既成宗教の地位低下などに呼応するかたちで、「死とは来世への出発である」という前提そのものが崩れてしまった。それによって死者は、その居場所を奪われ、いわば「抹殺」されることになったのである。

血縁・地縁的な絆の切断、生と死の分断、生者と死者の分離といったように、「死」をめぐる現今の基本理解は、いずれも「間」へのまなざしの喪失によって特徴づけられる。しかし「間」という視座は、今日でも、「死」と「看取り」を有機的に結合する可能性を秘めていると考えられる。ただし私たちは、先に確認したとおり、血縁・地縁的な共同体や他界信仰の伝統的な形態に固執し、その復興を図るというアナクロニズムに甘んじることはできない。私たちの歩むべき道は、むしろ血縁・地縁的な絆や他界信仰の有していた作用そのものに注目し、その恢復を図るというものになろう。それはたとえば、「死」を生者と生者の「間」、生者と死者の「間」の出来事として現出させる力であり、現に生きられている「生」をいわば「死」の側から捉え直す、「臨生」のまなざしである。そのダイナミズムに触れるとき、私たちは、今、ここに、他者とともに在るという事実に改めて目を見張り、これに驚嘆することになるはずである。そして本章では、そのダイナミズムの一端を、主として既存の「間」（血縁や地縁）に依拠する和辻哲郎の立論（一九三四）との区別において提示したつもりである。

五　結　語

新たな「看取りの文化」を築いていくこと、それはまさに私たちの時代の一大プロジェクト、あらゆる分野の知を結集して取り組むべき課題であるといってよい。そうした問題の壮大さに比すれば、本章ではわずかに問題の入り口が指し示されたにすぎない。それでも、私たちの時代にふさわしい「看取りの文化」が形成されていくとしたら、その糸口は「間」に対するまなざしにあるはずである。すでに「看取り」と「文化」それ自体が、「間」の出来事にほかならないからである。「間」へのまなざしは、また同時に、在宅ホスピスケアのみならず、緩和ケアの営みに新たな光を投げかけるはずである。そのケアの理念は、患者と家族との「間」はもとより、多様な人、物、事と患者との「間」を広く視野に収め、それらの「間」を仲立ちすることにあるからである。その現場において、血縁・地縁といった既成の枠組みを超えるかたちで、新たな「間」が生成するならば、それはそのまま「看取りの文化」を再構築する端緒となるはずである。

引用参考文献

桑子敏雄（一九九九）、『環境の哲学 日本の思想を現代に活かす』講談社学術文庫

佐藤一樹・宮下光令・森田達也・鈴木雅夫（二〇〇七）、「一般集団における終末期在宅療養の実現可能性の認識とその関連要因」、日本緩和医療学会編『Palliative Care Research』2 (1), pp. 101–111.

終末期医療に関する調査等検討会編（二〇〇五）、『今後の終末期医療の在り方』中央法規

新谷尚紀（二〇〇〇）、「現代社会と死の問題」宮田登・新谷尚紀編、『往生考—日本人の生・老・死』小学館

新村拓（二〇〇一）、『在宅死の時代 近代日本のターミナルケア』法政大学出版局

竹之内裕文（二〇〇二）、「哲学的な生と臨床の現場—介助の経験を顧みつつ」、臨床倫理検討システム開発プロジェクト編『臨床倫理学2』、八四—九九頁

竹之内裕文（二〇〇六）、「死—死というものをどのように考えるべきだろうか」、麻生博之・城戸淳編『哲学の問題群—もういちど考えてみること』ナカニシヤ出版、二七一—二七四頁

西平直（一九九七）、「デス・エデュケーションとは何か—大人が・子どもに・死を・教える」竹田純郎・森秀樹

編『〈死生学〉入門』ナカニシヤ出版、一六〇―一七四頁
山口研一郎・関藤泰子（一九九二）、『「脳死」を看続けた母と医師の記録 有紀ちゃんありがとう』社会評論社
やまだようこ（二〇〇〇）、「人生を物語ることの意味―ライフストーリーの心理学」、やまだようこ編『人生を物語る―生成のライフストーリー』ミネルヴァ書房、一―三八頁
和辻哲郎（一九三四）、『人間の学としての倫理学』岩波書店

第五章 「看取り」を支える市民活動
――ホスピスボランティアの現場から

田代 志門

一 新しいボランティア像

「マンパワーとしてのボランティア」を超えて

これまで、高齢者福祉の現場での「ボランティア活動」といえば、洗濯や清掃、シーツ交換などの雑用から食事や入浴の介助まで、いわば職員の業務の「お手伝い」のようなものが多数を占めてきた。こうした中で形成されてきたボランティア観は、ボランティアに何か独自の役割を期待するものではない。むしろ、人手不足にあえぐ日本の福祉現場においては、ボランティアはマンパワーの一つとして理解されてきたのであり、多かれ少なかれ、職員の負担軽減に役立つことが期待されてきた。

もちろん、じっさいの現場では、業務の範囲にはおさまらないボランティア活動も散見される。たとえば、施設利用者の話し相手になったり、同じ趣味に興じたりすることは、職員業務の一部とはいえないだろう。とはいえその一方で、こうしたボランティア活動が、どのような意味で業務の「お手伝い」と区別されるのかは、必ずしも明確にされてこなかった。逆に言えば、これらのボランティア活動に対して積極的な位置づけが与えられないかぎり、現場の慌しさの中で、ボランティアは職員の補助的役割へと回収されてしまうことになるだろう。その結果、現在でも高齢者福祉の領域においては、ボランティアに「お手伝い」以上の位置づけを与えることに成功していないように思われる。

これに対して、こんにちのホスピス・緩和ケアの現場においては、ボランティアは医療チームの一員と見なされ、職員の業務とは一線を画すかたちでボランティア活動が営まれている。たとえば、ある病院では、コンサートを開きたいというレコードコレクターの患者の「思い」の実現をボランティアがサポートし、患者自らが選曲・司会・解説をするというイベントが開催された。また別の病院では、ボランティアと懇意になった元寿司職人の患者が、お世話になった御礼にと、ボランティアに寿司の作り方を教えるという会が開かれた。こうしたボランティア活動においては、ボランティアが職員の業務とは異なる独自の役割を担っているというだけではなく、患者がイベントの主催者側に位置しているという点でもユニークなものである。

そこで本章では、いくつかのホスピス・緩和ケアの現場で生み出された「新しいボランティア像」に着目して、その意義を検討することで、何らかの専門知を有さない「素人」が、医療や福祉の現場において果たす役割を考える一助としたい。

本章の構成を以下に記す。まずは、今日のボランティア像に大きな影響を与えた高齢者福祉の分野でのボランティア活動を日本の社会政策の文脈で捉え、「マンパワーとしてのボランティア」観が有する問題点を明らかにする。次に、これとの対比で、いくつかの先進的なホスピスボランティア活動を紹介し、そうした活動が、「マンパワーとしてのボランティア」観を脱却し、新しいボランティア像を形成していることを示す。その上で、こうした新しいボランティアを「社交としてのボランティア」と名づけ、コミュニケーションの地平の拡大という観点から、ボランティアの意義を明らかにする。最後に、本章で取り上げた対人サービス活動以外のボランティア活動にも言及しながら、「看取り」を支える市民活動の課題と可能性についても考察を加えることにしたい。

それでは、さっそく本論に入っていくことにしよう。

二 参加型福祉社会論と「ボランティアのとり込み化」

「ボランティアのとり込み化」と福祉ボランティア

すでに述べたように、日本の福祉現場では、長らく「マンパワーとしてのボランティア」という捉え方が支配的であり、ボランティアに独自の役割を求めるという発想はなかなか育たなかった。もちろんこの背景には、地域の「助け合い」とは区別されるような、自発的・自律的なボランティア活動そのものが、日本においては十分な歴史を有していないという問題がある。すなわち、日本の「ボランティア活動」の多くは、町内会や部落会などの旧来型の地域組織を基盤とした相互扶助活動であり、こうした活動は必ずしもボランタリーな性格を持たない、という指摘がそれである。これに関連して、ボランティア論においては、ボランタリズムとキリスト教文化との結びつき、とりわけプロテスタンティズムが強調する「国家からの自律」という観点の重要性がしばしば指摘されてきた。

しかし、こうした一般的な問題以上に、福祉領域のボランティア活動に大きな影響を与えてきたのは、一九八〇年代以降に進展した、行政による「ボランティアのとり込み化」という現象である（岡本一九八七）。これは、「福祉見直し」の流れの中で、行政主導型のボランティア育成事業が推進され、ボランティア活動に公的サービスの代替をさせようとした一連の動きを指している。こうして「とり込まれた」ボランティア活動は、本人たちの意図とは関わりなく、結果として「安上がり福祉」を支えることになってしまったのである。

参加型福祉社会論の形成

以上のような「ボランティアのとり込み化」に至る日本の福祉政策の流れを理解する上で、一九七三年は一つの分水嶺をなしている。すなわち、一方でそれは「福祉元年」と呼ばれるように、一九六〇年代の高度成長を背景として、医療や年金といった社会保障システムが整備されていく契機を形成した。しかし、それは他方で、第一次石油危機を契機とする低成長期の始まりを告げる年でもあり、その後の「福祉見直し」路線の端緒を切り開く契機をも形成した。言い換えれば、一九七三年を契機として、日本は低成長期であるにもかかわらず、社会保障システムの整備を進めていかなければならない、という困難に直面することになったのである(武川 一九九九)。

その結果、日本では、年金や医療といった基本的な制度が完成しないままに、その「見直し」が開始されることになる。先にみた「ボランティアのとり込み化」という現象も、こうした流れの中で生じてきたものである。具体的にいえば、一九八〇年代の「日本型福祉社会」論、およびその破綻を受けて登場した一九九〇年代の「参加型福祉社会」論がそれに当たる(伊藤 一九九六)。

日本型福祉社会論とは、七〇年代の高齢化率の上昇と女性の社会進出に伴う介護不足に対応して提唱された政策モデルであり、端的には「家族頼み」をその特徴としている。この時期、政府は家族による介護を「日本的美風」ないしは「含み資産」と称して、介護不足の問題を解決しようとした。しかし、こうした政策はすでに家族介護に依存することのできない社会の実情と合わず、結局は多くの社会的入院、さらには高齢者の虐待や自殺までをも招くことになった。

そこで注目されるようになったのが、福祉部門の市場化という流れと、ボランティアや地域の福祉ネットワークを促進するという、福祉供給の「多元化」という議論である。ここにおいて、福祉供給主体としてのボランティアに熱い期待が寄せられるようになり、「参加型」の名の下に、行政自らがボランティアを育成し、組織化するという「とり込み化」が進められていくことになる。じっさい、厚生省は、一九八五年に「ボラントピア事業」と銘打って、社会福祉協議会に対する本格的な助成を開始するるともに、九〇年半ばには、入試や就職の際のボランティア活動実績の評価やボランティア表彰を含め、教育面でのボランティア育成にも力を入れるようになった。

有償ボランティア問題とボランティア批判

しかしながら、じっさいにはこうした「多元化」は、行政の福祉サービス縮減とセットであり、結果としては、「福祉見直し」を正当化する論理として機能してしまった。その上、本来は「自発性」を旨とする住民同士の「助け合い」が、行政主導によって組織化されるという意味でも大きな矛盾を抱えたものだった。

特に議論を呼んだのが、一部の「住民参加型福祉サービス」における「有償ボランティア」の存在である。ここでいう有償ボランティアとは、おもに地域の中高年女性によって担われる安価なホームヘルプ活動を指している。こうした独自の就業形態は、一方で公的福祉サービスの不在に対応した自主的な取り組みという側面を持つものの、他方で結果としてそうした現状を下支えしてしまうという問題を孕んでいた。すなわち、「有償ボランティア」というカテゴリーの創出は、「ボランティア」を名乗ることによって、最低賃金以下での労働を可能にすると同時に、「誰にでもできる労働」として介護労働を位置づけることで、ホームヘルパーの専門化を阻害することをも帰結したのである（森川 一九九八）。しかも、このボランティア活動は、自発的・自律的なものではなく、地域社会の助け合いを促進するという名目の下で、行政主導で進められたものだった。

こうして、九〇年代の「参加型福祉社会」論は、本来ならば公的サービスで対応すべき部分を、地域住民、とりわけ地域の中高年女性に肩代わりさせるという方向で、「ボランティア」振興策を推進していくことになる。その結果、多くのボランティア活動は、それ独自の論理を有するというよりも、本来なら公的サービスが行うべき領域の単なる「穴埋め」であり、マンパワーにすぎないという位置づけを与えられるようになってしまった。こうした状況の中で、九〇年代末には、ボランティア活動は「福祉見直し」路線を下支えしているだけではなく、国家システムの「巧妙なひとつの動員」に加担しているとまで批判されるようになったのである(中野一九九九)。

以上のように、日本の社会保障システム形成というマクロな視点からみた場合、「マンパワーとしてのボランティア」には、「助け合い」を志向する本人たちの善意とは裏腹に、公的なサービス体系を掘り崩しかねないという問題があった。これに加えて、ボランティアを公的サービスの補完物とみなす視点は、ボランティア側にとっても、自らの活動の基盤を危うくさせるものであった。というのも、ボランティアが単なる行政サービスの「穴埋め」にすぎないとすれば、公的サービスの充実とともに、その活動自体も不要になってしまうからである。

それゆえ、こんにち問われているのは、こうした「ボランティアのとり込み化」に抗しながらも、どのようにボランティア活動の独自性を打ち出していけるか、ということである。そこで次に、こうした視点から、「マンパワーとしてのボランティア」観に対する対抗的な動きとして、いくつかのホスピスボランティアの活動を取り上げていくことにしたい。

三　ホスピスボランティアの世界

ホスピス・緩和ケアにおけるボランティア

近代ホスピス運動は、シシリー・ソンダースによって、英国に聖クリストファー・ホスピスがつくられた一九六七年を一つの出発点としている。それ以前の宗教的ホスピスと比較した場合、ソンダースの試みは、末期の疼痛コントロール技術の確立と、そのための研究・教育の強調という二点において革新的なものだったという（円山一九九一）。

ホスピス・緩和ケアの定義はさまざまであるが、端的には、「末期の患者を主たる対象とした新しいケアのシステム」を指している。その特徴としては、（1）人間のスピリチュアルな側面への援助をも含む全人的ケア、（2）非階層的で多領域からなるチーム、（3）患者と家族をともに含むケアの単位、等が挙げられる。

ボランティアに関していえば、ボランティアはホスピスの「チーム」の一員として位置づけられ、ケアの中で重要な役割を果たすことが期待されている。じっさい、アメリカでは、ボランティアを持たないホスピスは、ホスピスとして認可されない（服部二〇〇三）。日本においては、ボランティア活動の活発さには濃淡があるものの、ホスピスボランティアが医療チームの一員であるという位置づけ自体は広く共有されており、ボランティアが「労働力」とみなされることはほとんどない。

たとえば、著者がインタビューしたあるホスピス医は、ボランティアに対して「業務でやっていることは一切するな」といい、むしろ「余分なことをして邪魔をしてくれればいい」と述べていた。ここでは、ボランティアは医療スタッフの職務を軽減するどころか、増大させかねない存在であることが率直に肯定されている。これは、参加型福祉社会論で提唱されていたようなボランティア像とは明らかに異なる。

そこでまず以下では、日本のホスピスボランティア組織の中でも独自の取り組みを行っている事例を二つ取り上げて、その具体的な活動を見ていくことにしたい。

A診療所のボランティア活動

最初に取り上げるのは、A診療所のボランティアである（なお、以下の記述はおもに二〇〇三年五月に筆者が行ったインタビュー調査、およびその際に収集した関連資料に基づいている）。A診療所はもともと地域医療に取り組む一診療所であったが、九〇年代後半には緩和ケア病棟を併設し、その際に専任のボランティア・コーディネーターを雇用すると同時に、大規模なボランティアの受け容れを開始している。

A診療所では緩和ケア病棟が開設される以前からボランティア活動は行われていたものの、本格的な組織が立ち上がったのはこれ以降である。なお、ここで専任コーディネーターを務めていたのは、それまで医療福祉とは関係のない職に従事してきた三〇代の男性であり、彼は「地域開放型」というA診療所の理念に共鳴して、この仕事に従事することを決めたという。

A診療所は、当該地域で最初の緩和ケア病棟だったこともあり、開設当初にはわずか二一床の緩和ケア病棟に対して、一三〇人を超えるボランティア希望者が集まり、最終的には七〇人強が登録して活動を開始した。こうして集まったボランティアは、各々一〇以上のグループに分かれて、個性的な活動に取り組んでいくことになる。これらの活動の中には、スタッフ側が当初から想定していた活動もあれば、そうでないものも含まれていた。たとえば、患者の援助や、環境整備、お茶会の開催などは比較的スタンダードなボランティア活動であり、スタッフも予想していた活動であった。しかしその一方で、患者・家族の写真とアルバムを作成する「思い出の記録」というグループの活動などは、ボランティア側の提案ではじめてその重要性に気づいたという。

もちろん、はじめての緩和ケア病棟運営と、そこに集う大勢のボランティアのコーディネートにはさまざまな困難が生じたことも事実である。当初は、「できることをしてほしい」というスタッフからの要請に、「何をやったらいいのか戸惑う」場面も少なくなかった。また、スタッフの側も、必ずしもボランティア活動への理解や経験が十分ではなく、ボランティア側から「居心地が悪い」と苦情が出たこともある。

とはいえ、ボランティア活動が軌道に乗っていく中で、こうした問題も次第にクリアされていくことになる。特に、ボランティアが関わることで前向きに変化したある患者の事例が、その大きなきっかけになったという。この患者は、A診療所の緩和ケア病棟に入院以来ふさぎこんでいたが、あるときボランティアの入れてくれた一杯のコーヒーがきっかけとなり、ボランティア新聞に連載記事を執筆するなど、ボランティアとの関わりの中で入院生活を積極的に楽しむようになっていった。この一件は、ボランティア側にとっても、自分たちの活動の方向性を考える上で貴重な経験であったようである。

こうした経緯を経て、医療スタッフの側にもボランティア活動に対する理解が深まっていくことになる。じっさい、あるスタッフは、当初はあまりのオープンさに不安を抱いていたが、最終的には「ここではボランティアなくしては働けない」という感覚を持つに至ったと著者に語ってくれた。

B病院のボランティア活動

次にB病院のボランティアを取り上げてみよう(なお、以下の記述は、おもに二〇〇四年六月に筆者が行ったインタビュー調査、およびその際に収集した関連資料に基づいている)。B病院はA診療所とは異なり、約二五〇床の中規模の病院であり、創成期から日本のホスピス運動を支えてきた病院の一つである。緩和ケア病棟は九〇年代初頭に開設されているが、B病院のボランティアが誕生したのは、病院開院と同時であり、すでに二〇年以上の活動実績を有している。そのため、現在でもボランティア活動は、緩和ケア病棟を含む全病棟で行われており、緩和ケア病棟のみのボランティアは存在していない。

ボランティアは一年ごとの更新制であり、基本的には「幽霊部員はなし」の方針を打ち出している。インタビュー時には登録会員は六〇人程度であったが、その中には一〇年以上継続しているボランティアが一〇人程度含まれていた。ボランティアのメンバーは、五〇代の主婦が多いものの、他方で、フルタイムの仕事に従事しながら休日にボランティア活動に参加しているメンバーもいるという。

インタビュー時のボランティア・コーディネーターは専任としては二代目であったが、いずれも医療福祉の領域とは関係ない仕事に従事した後にコーディネーターに就任している。B病院のボランティア組織は、立ち上げ当初から「病院職員の補助役割ではない、どこにも属さないソフト面の仕事」を中心に据えて活動を開始したものの、現在のようなスタイルになるまでにはさまざまな試行錯誤があった。その結果、外来や入院時の案内と図書コーナーの運営から始まったボランティア活動は、今では夏祭りやクリスマス会といった季節ごとのイベントからコンサートや映画の上映会、さらには緩和ケア病棟での「晩酌の会」に至るまで多種多様な活動へと発展していった。

とはいえ、こうした多種多様な活動は、何もボランティアが組織立って計画的に作り上げていったものではない。むしろ、それは個々の患者との「出会い」の中で生まれてきたものであり、それを端的に示しているのが、病院内を自由に歩き回る中で、新しい活動を生み出していくというB病院ボランティア独自のスタイルにほかならない。すなわち、それは掃除や食事介助のように何か具体的な用事があるから病棟に行くのではなく、単にボランティアが「いる」という存在感を出すために歩き回ることから活動を開始するというスタイルである。それゆえ、B病院のボランティア活動には「マニュアルがなく」、その場で出会ったものに反応して、「かたちのないものをかたちにしていく」ことが求められているという。

たとえば、たまたま出会った患者の「こういう歌が出てくる映画がもう一度見たい」という言葉に触発されて、口ずさむ歌のメロディーと物語の断片を頼りに映画を探し出し、すぐに上映会を行ったというケースがある。また、「牡蠣《かき》が食べたい」という患者の一言から、病室での牡蠣鍋パーティの開催が決まったというケースもある。こうした事例には、いずれも患者とのやりとりの中で浮かび上がってきた

「思い」を、ボランティアがすばやくかたちにしていくというスタイルが具現されている。

このように、偶然の出会いがもたらす「自然な関わり」からボランティア活動の芽を育てていくB病院のスタイルの背景にあるのは、病院そのものを一つの「コミュニティ」とみる視点である。新しいボランティアが突然やってきて、何らかのルーティンワークを始めるのではなく、ボランティアが病院内を自由に行き来する中で、次第に患者や家族と顔見知りになり、何気ない会話から新しいボランティア活動が生まれる。こうしたダイナミズムこそがB病院のボランティアの強みである。それゆえ、ボランティアには「お巡りさんのお世話にならないことなら何でも」、というくらいの「枠の広さ」が確保されているのである。

事例に見る新しいボランティア像

以上ここまで、ホスピスにおけるボランティアの位置づけ、およびその具体的な活動を紹介してきた。そこで確認されたのは、ボランティアが患者の「思い」を起点としながらも、医療職とは異なる次元での関わりを自由に追求していくスタイルであった。こうしたボランティア活動は、医療者の仕事を増やす可能性はあっても、業務の削減に役に立つものではない。だとすれば、先に言及した「余分なことをして邪魔をしてくれればいい」というホスピス医の発言は、必ずしも誇張ではなく、こうしたボランティア活動の特質を適切に捉えていることになる。

じっさい映画を楽しんだり、思い出の写真を整理したりすることは、医療行為とは何の関わりもなく、医療スタッフ側からみれば「余分なこと」にほかならない。ただし、患者から見れば、こうした活動は「余分なこと」ではなく、人生の重要な一部を形成している。先の発言はこうした「余分なこと」の重要性を医療スタッフが認め、それが職務を増大させることにつながったとしても構わない、という判断の上に成立しているのである。

それではなぜホスピスにおいては、場合によっては職務を圧迫しかねないようなボランティア活動を受容しているのだろうか。次に、この問題を考察した上で、以上のホスピスボランティアに対する記述から得られる新しいボランティア像を「社交としてのボランティア」として概念化してみたい。

四　社交としてのボランティア

専門知と日常知

通常、ホスピス・緩和ケアは、「治すこと」だけに志向した医療に対するオルタナティブな実践として理解されている。すなわち、あくまでも治癒を目的とする近代医学にとって、死は敗北であり、最後まで忌避されるべきものであった。そもそも、イギリスでホスピス運動と安楽死運動とが同時に生起したのは、こうした思想に支えられた医療システムの下で、瀕死の患者が見捨てられ、きわめて質の低いケアしか提供されないという現実があったからである（James & Field 1992）。こうした状況の中で、ホスピス運動は必ずしも治癒しなくとも、さまざまな痛みを緩和することで生活の質（ＱＯＬ）を向上させることはできると主張し、一つの大きなムーブメントを形成した。

このように治癒ではなく生活の質に焦点化したホスピス・緩和ケアの実践においては、患者の死が近づくにつれて、むしろ医療「外」的な問題が重要な位置を占めるようになってくる。じっさい、緩和ケアの現場においては、症状コントロールが比較的うまくいった場合には、日常生活の介助や、患者のさびしさや不安への対処、さらには「遣り残したこと」の実現などが主題として浮かび上がってくるという。この意味において、死の臨床には、常にどこかしら専門知の地平を超えていく契機が孕まれている。

だとすれば、ここで求められているボランティアの役割は、何か特別な技能を発揮して患者をサポートすることではない。むしろ、ボランティアの果たす役割は、第一に、ごく普通の日常知を携えた人間として「そこにいること」そのものにある。じっさい、先に挙げたA診療所のあるスタッフは、ホスピスのお茶会での自然なボランティアと患者・家族との関わり合いをみて、「結局は治すことのできない医療者はそっと外から見守るだけでいい」という結論に達したと著者に語ってくれた。

定着と漂流

加えて、ボランティアの大きな特徴は、職員と違って、医療組織の中に固定的な位置づけを持たないことにある。すなわち、たいていのボランティアは週に一、二度、ボランティア活動に従事する程度であり、その流動性は職員よりはるかに高い。これは看護師や医師のように持続的なケアを提供するという仕事にとっては、適切な組織形態ではない。しかしその一方で、組織上の位置づけが曖昧なボランティアだからこそ可能になる役割もある。それは、医療組織と社会との間を自由に行き来することで、現場の「風通し」を良くしていくという機能にほかならない。ホスピスボランティアの現場で頻繁に使われている「風」のメタファー（「日常の風」や「社会の風」）は、こうしたボランティアの特性を巧みに捉えている。

じっさい、あるホスピスナースが著者に語ってくれた事例は、こうした「風通し」の問題が、患者にとっていかに重要であるかを教えてくれるものであった。このホスピスでは必ずしもボランティア活動が活発ではなかったが、ある患者の言葉をきっかけに、彼女はボランティアの必要性を強く意識するようになったという。その患者は緩和ケア病棟に入院した当時は自分で歩行することが可能であったが、次第にそれが困難になり、病棟から出ることが少なくなっていった。そんなある日、彼女がケアに当たっていると、彼が「ああ、今日は看護婦さんの顔しか見てない、このところずっとだ」と寂しそうにつぶやいたのである。

聞いてみると、まだ歩けていた頃は病棟を出て、一階の警備員と一緒に煙草を吸いながらおしゃべりをするという楽しみがあったが、今になってはそれもなくなってしまったという。この言葉を聞いて、彼女は「だんだん自分の世界が狭くなっていく」ことに圧迫感を感じている患者にとって、病棟に「違う顔」がいることがいかに重要かを認識するようになったと語ってくれた。これは、ボランティアという「違う顔」が生み出す新しい「風景」の意義を明らかにしている点で、興味深い逸話である。

風景から社交へ

とはいえ、本章でも見てきたように、ホスピスのボランティア活動は、単なる「風景」にとどまるものではなく、患者・家族にとっての新しい関係性を生み出していくという役割をも果たしている。じっさい、先に取り上げた自由に病棟を行き来するというB病院のボランティアのスタイルにおいては、最初は「風景」であったものを、次第に「出会い」へと発展させていくことが提唱されていた。

もちろん、出会いの偶然性に依拠しているボランティアの場合、どれほど歩き回ったとしても、必ずしも患者と「出会う」とはかぎらない。場合によっては、一日中とりたてて何もすることがない日もあるだろう。また別の日には、帰ろうと思ったところで患者とばったり出会って一時間話し込むこともあるかもしれない。さらに、そこでつくられた関係性から、持続的なボランティア活動が展開していくこともあれば、一回きりの出会いとして完結することもあるだろう。しかしいずれにしても、互いの私的事情を必ずしも知らなくとも、たまたま出会った関係性の中で自由に「社交」を楽しむ、そこからはじめてボランティア活動が展開していくことに変わりはない。

「社交」とは特定の地位にしばられないコミュニケーションであり、コミュニケーション自体が目的であるという点で、一種の「遊び」でもある(ジンメル 一九七九)。ボランティアは定められた職員の業務に携わらないがゆえに、相手を「ケアされる人」ではなく固有名を持った人として、ごく普通に付き合うことが可能となる。ボランティアのミッションの中心が、業務とは関係のないところで、患者の「思い」をかたちにしていくことにあるとすれば、この活動の基盤となっているのは、まさにこうした「社交」の可能性にあるのではないだろうか。

五　結びに代えて

本章ではここまで、「マンパワーとしてのボランティア」という福祉ボランティアのイメージを相対化するために、比較的単純化したかたちで、ホスピスボランティアの活動を対比的に描いてきた。ホスピス・緩和ケアの領域においては、必ずしも専門知に還元されない人生の問題が主題化されるがゆえに、「素人」たるボランティアの役割が要請されるというメカニズムが存在している。こうした状況において、ボランティア活動は、患者のコミュニケーションの地平を豊かなものにするという点で重要な役割を果たしている。

とはいえ、その一方で、本章で展開してきた「新しいボランティア像」に関して、いくつか留意すべき点も存在している。そこで最後に二点ほど、関連する課題を指摘して、本章の記述を閉じることにしよう。

アクション型ボランティアの重要性

第一に、「看取り」を支えるボランティア活動は、こうした対人サービスの場面に限定されるわけではないことに注意する必要がある。しばしば、ボランティア論の中で「アクション型ボランティア」の重要性が説かれているように、対象者だけではなく、対象をとりまく「環境」や「状況」に働きかけるボランティア活動もまた重要な意味を有する(早瀬 一九八一)。たとえば、ある患者が自宅で暮らしたいと考えているときに、それに必要なサービスを提供することも大切だが、それが一時しのぎではなく、安定したものとなるように、既存の制度を改革していくこともまた大きな意味を持っている。それゆえ、ボランティア活動にとっては、目の前の個々の患者の状況把握とともに、マクロな社会状況の把握もまた重要な課題となる。

もちろん、ホスピスボランティアの中にも、アクション型ボランティア活動の展開は見られる。この点に関して示唆的なのは、広島のホスピス運動である。広島では、対人サービス型のホスピスボランティアもさかんであるが、それ以上にアクション型の活動が際立っている。一九九八年には、「広島・ホスピスケアをすすめる会」が中心となって、複数の市民団体が連携して署名活動を展開し、最終的には、一五万以上の署名を集めた請願が、県議会と市議会で採択された。その結果、二〇〇三年五月には市立病院に緩和ケア病棟が、九月には県立病院に緩和ケア病棟を含む「緩和ケア支援センター」が開設されている。

このように、ボランティアが市民のニーズを汲み取り、行政に働きかけることで、先進的な医療システムを形成していくことは、対人サービス型のボランティアとはまた違ったかたちで、「看取り」を支えることにつながる。この意味では、「看取り」を支える市民活動におけるアクション型ボランティアの必要性は、もっと強調されても良いだろう。

サービス型ボランティアの形骸化

次に、患者・家族を対象とするサービス型のボランティア活動も、マンパワーとして「とり込まれる」という形態以外にも、容易に形骸化してしまう契機を孕んでいることにも注意しなければならない。たとえば、ホスピス・緩和ケアの領域のみならず高齢者ケアにおいても、現在さかんに強調されている「傾聴ボランティア」にもこうした契機は含まれている。

もちろん、「聴く」ためのスキルをボランティアが身につけて、医療や福祉の現場に赴くこと自体、心理的ケアが十分に考慮されていない日本の現場においては、重要な貢献となり得る。しかし、ここには参加型福祉社会論の中でみたように、本来であれば公的サービスとして心理職を雇用すべきところを、ボランティアで代替させてしまうという危険性が潜んでいる。その上、ボランティア自身がカウンセリング機能に特化してしまえば、ボランティア固有の機能を失ってしまうことにもなる。何よりも問題なのは、ボランティア側が「傾聴」という固定された役割に身を置いてしまうと、ボランティアの最大の武器である場面に応じた柔軟な動きが失われてしまうことである。

ボランティアの可能性

結局のところ、B病院の事例からも明らかなように、ボランティア活動の「強み」の源泉は、ルーティンワークに縛られていないがゆえに生まれる「自由さ」にある。組織の中で固定的な地位を持たないボランティアは、患者や家族の個々のニーズに出会ったときに、そのたびごとに対応していくことが可能になる。こうした「出会い」が生みだす創発性に開かれていることがボランティア活動の強みにほかならない。それゆえ、アクション型であろうが、サービス型であろうが、特定の形式に固執して、個々の患者・家族の「思い」とは関わりなくトップダウンで進められるボランティア活動は、常に形骸化していく危険性を孕んでいる。

とはいえ、その一方で、本章で取り上げたホスピスボランティアの事例が示しているように、ボランティア活動の「自由さ」さえ担保されていれば、現場にはそうしたボランティア側の「構え」を打ち壊すほどの多様な「出会い」が溢れている。そうした個々の「出会い」に臨機応変に応えながら、かたちのないものをかたちにしていくという作業を基本に据えるかぎりにおいては、ボランティア活動は形骸化することを免れるのかもしれない。そうした「危機」を巧みに回避していく現場のボランティアたちの「したたかさ」と「賢さ」に期待をかけて、本章をいったん閉じることにしたい。

引用参考文献

伊藤周平（一九九六）、「社会福祉における利用者参加」、社会保障研究所編『社会福祉における市民参加』東京大学出版会、四一―六一頁
岡本栄一（一九八七）、「ボランティア活動の分水嶺」、大阪ボランティア協会監修／小田兼三・松原一郎編『変革期の福祉とボランティア』ミネルヴァ書房、二二〇―二三四頁
G・ジンメル著、清水幾太郎訳（一九七九）、『社会学の根本問題―個人と社会』岩波書店
武川正吾（一九九九）、『社会政策のなかの現代―福祉国家と福祉社会』東京大学出版会
中野敏男（一九九九）、「ボランティア動員型市民社会の陥

穽」『現代思想』二七(五)、七二―九三頁
服部洋一(二〇〇三)、『米国ホスピスのすべて――訪問ケアの新しいアプローチ』ミネルヴァ書房
早瀬昇(一九八一)、「アクション型ボランティア活動の実際」、大阪ボランティア協会編『ボランティア＝参加する福祉』ミネルヴァ書房、一四七―一八六頁
円山誓信(一九九一)、「ホスピスの歴史」、黒岩卓夫編『宗教学と医療』弘文堂、九三―一一九頁
森川美絵(一九九八)、「『参加型』福祉社会における在宅介護労働の認知構造―ジェンダー、二重労働市場、専門家の観点から」『ライブラリ　相関社会科学五』、三九六―四一八頁
James, N. and D.Field, (1992), "The Routinization of Hospice:Charisma and Bureaucratization," *Social Science and Medicine* 34 (12) :1365 - 1375.

III　高齢化医療システムの現状と課題

第六章　さまよえる高齢者の現実
――療養病床を持つ病院の個人データからみえてくるもの

西本　真弓

一　はじめに

今、わが国の高齢化は加速度的に進行している。「平成一八年版高齢社会白書」によると、一九七〇年に六五歳以上人口比率が七パーセントを超える「高齢化社会」へ、そして一九九四年には一四パーセントを超える「高齢社会」へと突入している。そして、今後もますます高齢化は進み、二〇一五年には二六・〇パーセント、二〇五〇年には三五・七パーセントと推測されている。これは、実に国民の三人に一人が高齢者であるということを意味する。

最近、街にずいぶんと葬祭場が増えてきたと感じる。われわれの生活においても、高齢化の波が押し寄せてきたということを実感させられる場面が多くなってきた。もうすぐやってくる「超高齢社会」に向けて、まず、われわれは心の準備が必要であろう。そして、次にはじっさいに起こるであろう状況を想定し、それらに対応できるような制度や政策なども準備しなければならない。

本章では、医療、介護、年金など早急に対応を迫られている山積みの課題のうち、特に医療と介護の問題を取り上げ、富山県の事例を用いて現状および今後の対応について考えてみたい。

富山県の高齢化の現状

富山県には高齢者（六五歳以上の人）がどのくらいいるのだろう。二〇〇〇年に総務省が実施した「国勢調査」によると、六五歳以上人口比率は全国平均が一七・三パーセント（男性一四・八パーセント、女性一九・七パーセント）となっているが、富山県の六五歳以上人口比率は二〇・八パーセント（男性一七・六パーセント、女性二三・七パーセント）で全国平均よりやや高い。**図6―1**に富山県の六五歳以上人口比率の分布を市町村別に示している。図から、富山市周辺は比率が低く、富山市から離れた地域にある市町村では比率が高くなっていることがわかる。つまり、市街地では高齢者の割合が低く、市街地から遠く離れるほど高齢者の割合が高いのである。

それでは、介護保険施設の充足率はどうなっているのだろう。家族だけでの介護の限界が叫ばれる今、施設の充実は介護者にとってもっとも希望するところの一つである。二〇〇一年に厚生労働省が実施した「介護サービス施設・事業所調査」の結果を用いて介護保険施設定員率（六五歳以上人口比）を算出した。介護保険施設定員率とは、介護老人福祉施設、介護老人保健施設、介護療養型医療施設の定員数の合計

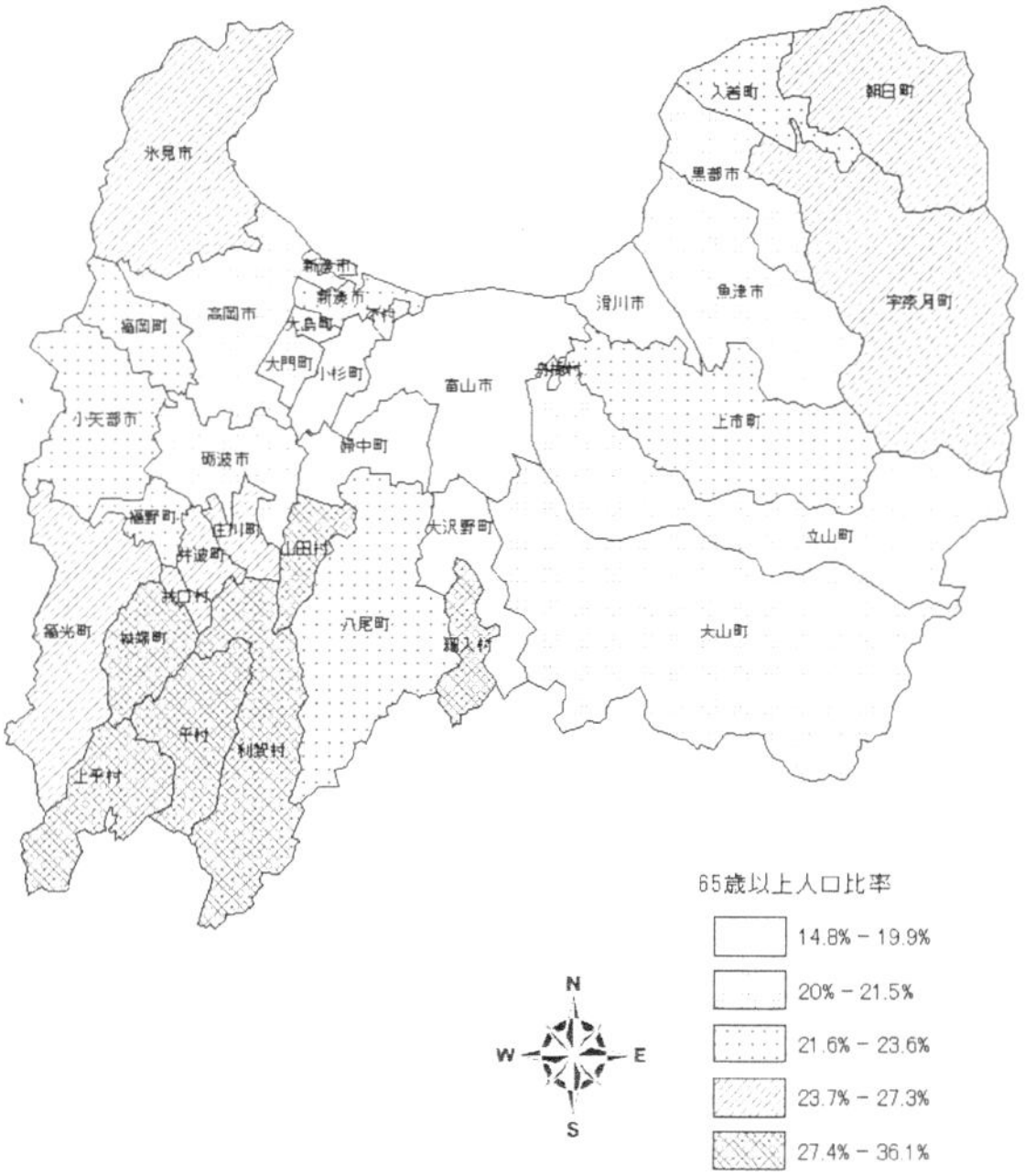

図 6-1　65 歳以上人口比率

を六五歳以上人口で割った値である。これらの施設は、いずれも介護保険が適用される。よって、この介護保険施設定員率を比較することにより、介護保険施設が充実している地域、充実していない地域をみることができる。

まず、介護保険施設定員率の全国平均が三・一パーセントであるのに対して、富山県は四・一パーセントと全国平均を一パーセント上回っている。決して十分な数字とはいえないが、全国平均に比べて老人福祉は手厚いといえるだろう。さらに、**図6—2**に市町村別の介護保険施設定員率を示した。これによると、富山市周辺の定員率が高く、富山市から離れた地域にある市町村は定員率が低くなっており、**図6—**

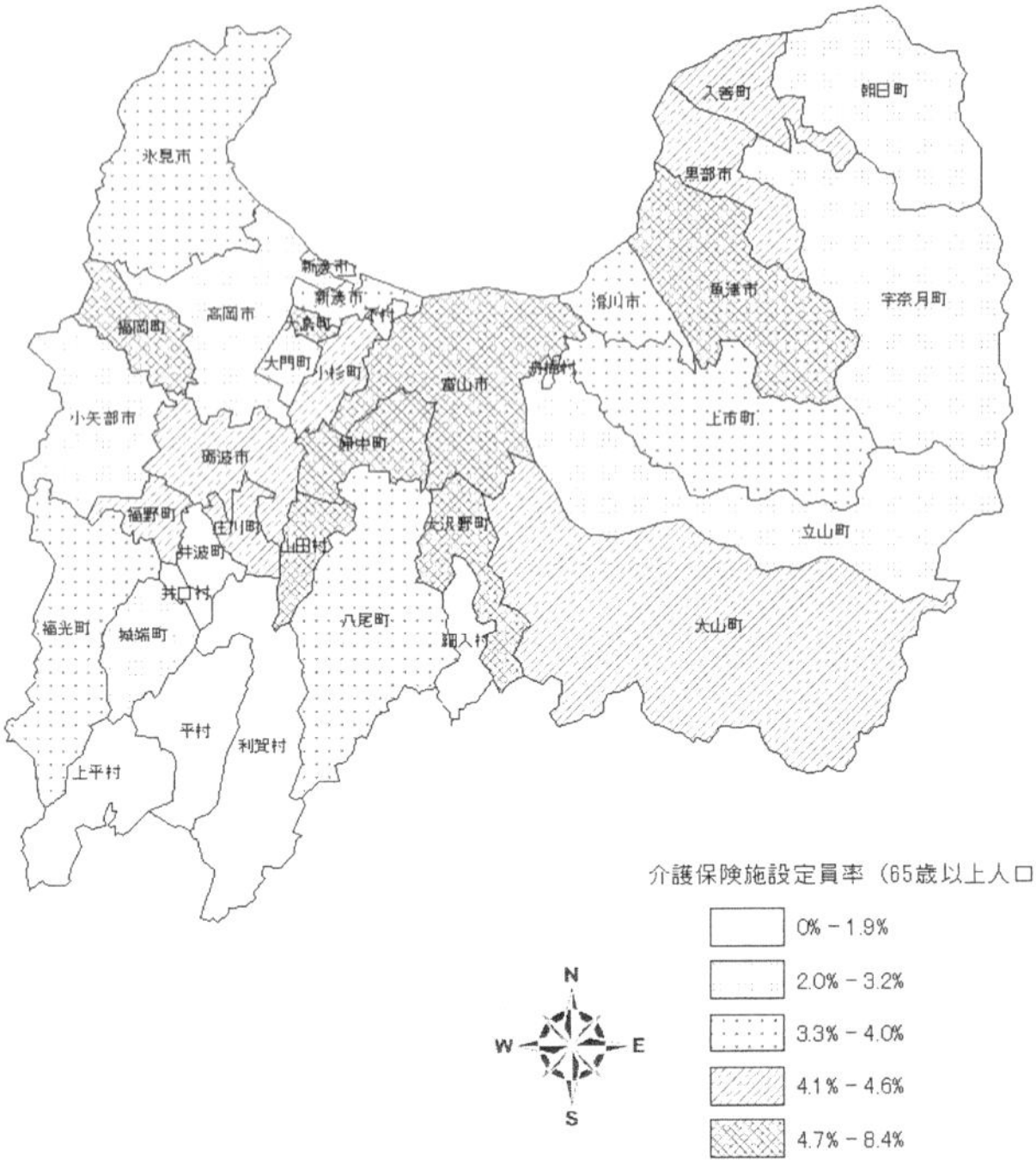

図 6-2　介護保険施設定員率

1の六五歳以上人口比率の分布と逆の現象がみられることになる。つまり、市街地に介護保険施設が比較的多く建てられているのである。その理由として、まず施設で働いてくれるマンパワーは人口の多い市街地のほうが確保しやすいこと、そしてサービスを提供する際にも、サービスを受ける人々が密集している地域のほうがより効率的であることなどが考えられる。

さまよえる高齢者

今、富山県の高齢化の現状と介護保険施設の充足率をみてきた。高齢者が増加し続ける現状において、実はこうした施設の充実というのは非常に重要となる。以下では、どうして施設の充

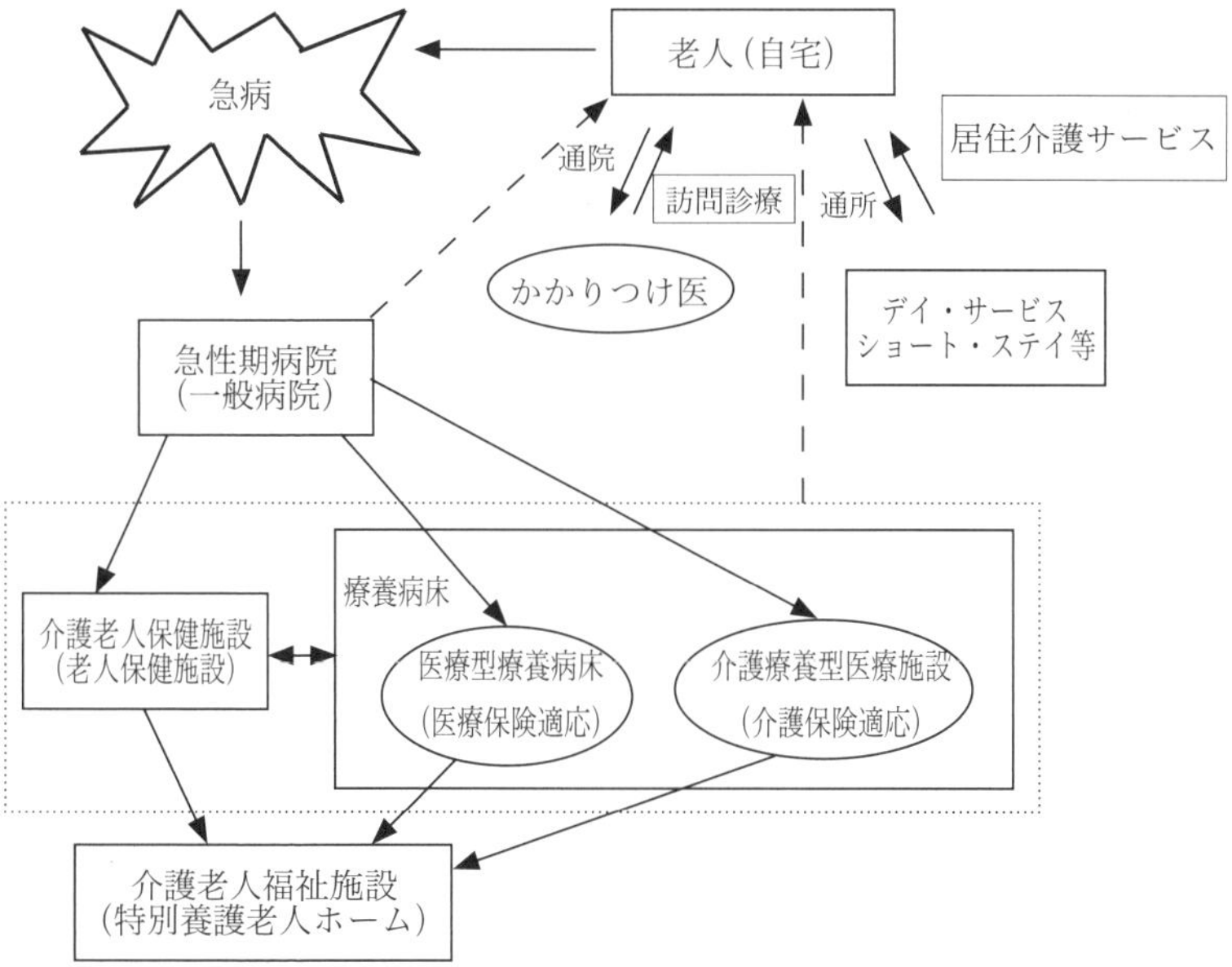

図6-3　さまよえる高齢者
（出典：佐藤伸彦作成のものによる）

実がそれほどまでに求められているのかについて考えてみる。

たとえば、在宅で普段はかかりつけ医に診てもらっている高齢者が急病で突然倒れた場合、家族は救急車を呼び、一般病院へ搬送する（図6―3参照）。病院では救命救急医療が施され、軽症の場合は退院できるが、病状が重い場合にはそのまま入院することになる。しかし緊急の状態を脱し、病状が安定期に入ってきたときに、患者とその家族は今後の介護をどうするのかという問題を突きつけられる。一般病院では病状が安定している患者が長期にわたり入院することはできないのである。

現在、病院は、結核病床、精神病床、感染症病床、一般病床および療養病床の五つに区分されている。結核病床、精神病床、感染症病床に該当する患者以外は、一般病床か療養病床に入院することになる。それでは、一般病床と療養病床の違いは何かというと、療養病床が慢性の病気などで長期的に入院する患者のための病床であるのに対し、一般病床はケガや病気などで急性期医療（緊急または重症である患者に提供される入院や手術検査などの専門的な医療）が必要な患者のための病床という点である。よって、急病などで搬送されるのは一般病院だが、一般病院は急性期医療が必要な患者のための病院であることから、患者は病状が安定すればすぐに退院しなければならないのである。

しかし、病状が安定しているといっても、すべての患者が自宅に戻れるわけではない。高度の後遺症が残り、寝たきりになってしまった患者、口からの食事をとれない患者、家族とのコミュニケーションさえとれない患者もいる。そうした場合、家族だけで介護を担うことができるのかというと、できないケースも数多くある。

病院は退院しなければならないが、自宅での介護もできない。そんな場合、どうすればいいのか。次の受け容れ先を探すしかないのである。その受け容れ先として、まず考えられるのは介護老人保健施設（介護保険制度導入前の老人保健施設を指す）、療養病床（導入前の療養型病床群を指す）、介護老人福祉施設（導入前の特別養護老人ホームを指す）である。介護老人保健施設では入院治療をする必要はないが、リハビリや看護・介護を必要とする高齢者を受け容れている。療養病床はさらに介護保険が適用される介護療養型医療施設と、医療保険が適用される医療型療養病床に分かれるが、ともに長期的に入院する高齢者を受け容れており、介護老人福祉施設は、常時介護が必要で在宅での生活が困難な高齢者を受け容れている。自宅で介護を受けられない患者は、一般病院からの退院後、これらの施設や病床への転院を余儀なくされるのである。

しかし、こうした転院には大きな課題が待ち受けている。それぞれの施設、病床には多くの高齢者が入所待ちをしているという現実である。いったい、どのくらいの患者が施設や病床への入所を待っているのだろうか。二〇〇六年に社団法人日本医師会が行った「療養病床の再編に関する緊急調査」では、医療型療養病床を持つ病院に患者の退院の可能性を尋ねている。回答から、入院中の医療区分一の患者（患者を医療の必要性の点から三区分に分けた場合、もっとも医療の必要性が低い区分に属する患者）のうち、病状が安定しており退院可能な患者は、入院患者の六三・四パーセントにものぼることがわかる。実に六割以上の患者が退院後の受け容れ先が定まらない「さまよえる高齢者」ということになる。そして退院可能な患者のうち、三〇・三パーセントの患者が施設や病床への入所を待っている。

それでは、どのくらい待てばいいのだろう。介護老人保健施設は、在宅での生活が困難な高齢者が一時的に入所し、在宅生活の復帰を目指すことを目的とした施設であることから、長期間継続して入所することはできない。また、療養病床は慢性の病気などで長期的に入院することは可能ではあるが、あくまで医療機関であることから、基本的に医療が必要でない患者は長期的に入院できない。それでも、介護老人保健施設や療養病床においても、数ヶ月の入所待ちをしている場合が多い。さらに介護老人福祉施設においては、一年、二年と長期間待たされることになる。介護老人福祉施設は、高齢者にとっては長く待った末にやっと入れたところである。入所を果たした高齢者は、よほどのことがないかぎりは退所しない。入所者の死亡、もしくは容体急変による転院、退所以外に施設の定員に空きが生じることはまずないのが現状である。一般病院からの退院後、高齢者はいったいどこに行けばいいのか。まさに「さまよえる高齢者」といえる。

療養病床の削減

わが国では、二〇〇〇年に施行された介護保険制度に関して二〇〇五年に大きな見直しが行われ、二〇〇六年四月から三ヶ月の経過的期間を経て、二〇〇六年七月から本格的に療養病床の再編が実施された。療養病床には、医療保険が適用される医療型療養病床と、介護保険が適用される介護療養型医療施設があるが、後者の施設を利用するためには介護認定が必要である。介護認定が受けられない患者は介護療養型医療施設には入所できないことから、介護認定を受けられないような症状の軽い患者は、医療保険適用の医療型療養病床を選択することになる。

今回、実施された療養病床の再編の目的の一つとして、療養病床では医療の必要性が高い患者を受け容れ、医療保険で対応することが挙げられている。療養病床への入院は、介護老人保健施設をはじめとする福祉施設に入院した場合と比較して、入院患者一人当たりに支出する保険給付費が高額になる。よって厚生労働省は今回の再編で、医療の必要性が低い患者は療養病床ではなく、在宅やその他の福祉施設で対応するように促す政策を行った。つまり、できるだけ療養病床における入院期間を短くして、医療費を抑制する政策を行ったのである。

じっさい、二〇〇一年の厚生労働省「老人医療事業年報」から一人当たり老人医療費を算出すると七五万七千円（富山県は七三万八千円）にものぼる。高齢者の医療費を抑制し、しかも医療サービス、介護サービスともに質を落とすことなく提供するためには、やはり医療の必要な患者には医療を、介護の必要な患者には介護を行う必要がある。よって、今回の療養病床の再編で厚生労働省が目指した政策は、合理性という観点からみて意義がある政策だといえよう。

しかし、この再編にはいくつかの課題が残されていることも確かである。医療の必要性を判断する基準は適正であるのか、医療の必要性が低い患者の受け皿となる在宅、その他の福祉施設の受け容れ体制は整っているのかなど、乗り越えなければならないハードルがいくつもある。さらに、厚生労働省は療養病床における入院期間を短くし、医療費を抑制するために二〇一一年度末には療養病床のうち介護保険が適用される介護療養型医療施設を廃止する。

今、求められているのは、医療においても、介護においても、保険給付費の効率性を保持しつつ、医療、介護のサービスは質、量ともに落とすことのない政策である。もし、受け容れ体制が不十分なまま介護療養型医療施設が廃止されるなら、患者はますます「さまよえる高齢者」となるに違いない。今、まさに医療費の効率性と医療、介護サービスの充実という点でバランスのとれた政策が求められているのである。

本章では、富山県にあるA病院の入院患者のデータを使って、療養病床に入っている患者の医療や介護における現実を探っていきたい。まず、入院日数がどのくらいか、長生きするのはどういう患者なのかなどをみてみる。その後、高齢者医療を介護保険で賄うのか、それとも医療保険で賄うのかの選択は何によって決まるのか分析し、今、求められている制度や政策は何かを考えていきたい。こうしたことを明らかにすることによって、より効率的な医療費の配分が行われ、医療を受ける側においても、より適切で満足度の大きい医療や介護を受けることが可能になると期待している。

二　入院患者の生存率

A病院入院患者の生存率

まず、A病院に入院してきた患者の入院日数がどの程度になるのか分析してみよう。分析に用いたのは、一九九九年四月から二〇〇六年三月までにA病院に入院してきた二二六人の患者のデータである。本章では、この二二六人のうち、最後の入院がA病院である患者一六四人（男性六〇人、女性一〇四人）に注目して分析を行った。つまり、分析対象となる患者は、A病院に入院し、調査日において継続入院中である患者とA病院に入院し、その後、死亡した患者である。対象者数は、前者の継続入院患者が七四人（男性二四人、女性五〇人）、後者の死亡患者が九〇人（男性三六人、女性が五四人）である。また、年齢構成は入院時において七〇歳未満が一〇人、七〇歳代が四六人、八〇歳代が七〇人、九〇歳代が三八人となっている。

さて入院一年後、どのくらいの患者が生き残っているのだろう。入院二年後はどうだろう。時間が経過していく中で、患者が死亡するたびに、その時点においてどのくらいの患者が生存しているか、その割合を計算してグラフに描いたものを生存率曲線という。

じっさい、横軸に入院日数、縦軸に生存率をとり、A病院の入院患者一六四人の生存率曲線を描いてみた。

ここでの入院日数とは、調査日において継続入院中の場合は入院日から調査日までの日数を表し、入院後に死亡した場合は入院日から死亡日までの日数を表している。描かれる生存率曲線は、A病院に入院してきた時点、つまり入院日数ゼロ日の時点では、すべての患者が生存していることから一となる。その後、患者が死亡する時点ごとに生存率が減少するので、生存率曲線は階段状に減少していきゼロへと近づく。

図6―4は、分析対象となる患者全体の生存率曲線である。平均入院日数は六九二日で、生存率をみると入院日数四〇〇日頃に七五パーセント、九〇〇日頃に五〇パーセント、一六〇〇日頃に二五パーセントと低

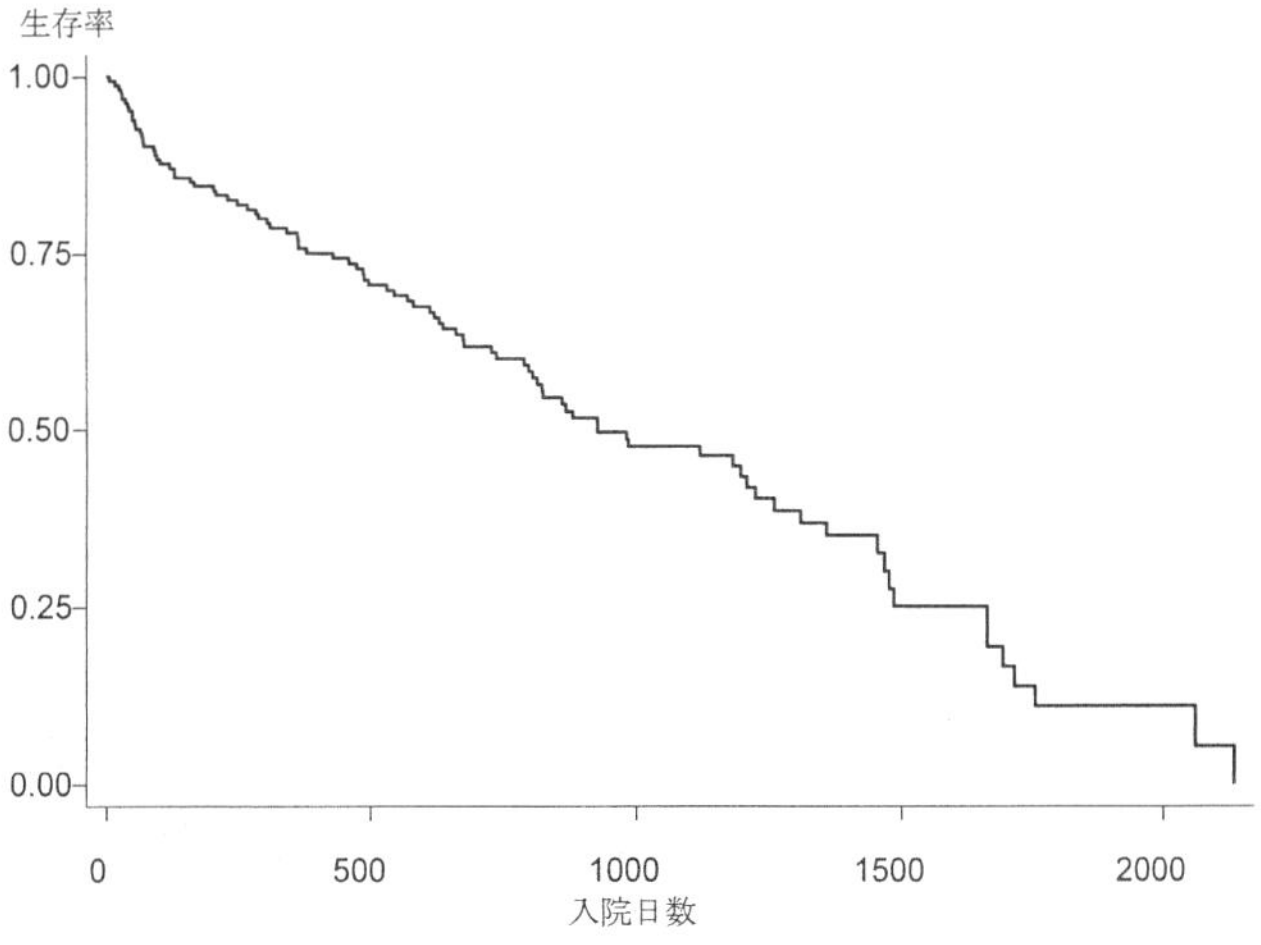

図 6-4　患者全体の生存率曲線

下、二一三四日にはゼロパーセントとなった。この図では、生存率が緩やかに減少していることがみてとれるが、入院日数一〇〇日頃までの低下は、その後の低下より若干傾きが急になっている。

男女別の生存率

それでは、生存率曲線には性別による差があるのだろうか。生存率曲線を男女別でみてみると（図6―5）、男性と女性とでは生存率曲線の形状が異なっていることがわかる。詳しくみてみると、特に著しく異なっているのは初期における生存率である。男性の生存率は、初期において急速に低下しており、患者全体の生存率において入院日数一〇〇日頃までの低下速度が速いのは、男性の生存率が急速に低下することによるものであることがわかる。

それでは、どうして男性の初期の生存率が急速に低下するのだろうか。入院後まもなく死亡した男性患者について詳しく調べてみると、ほとんどが在宅や介護老人福祉施設から容体が急変して搬送されてきた患者である。在宅の場合では、かかりつけ医のケアの下、家族（主として妻）が懸命に介護を行っているケースが多い。介護者ができるかぎり自分の手で介護したいという思いで献身的介護を続け、ぎりぎりまで一般病院へ搬送をしないケースが多いといえる。また、可能なかぎり、かかりつけ医に最後を看取ってほしいという希望もあり、ぎりぎりまで一般病院への搬送をせず、結果的に、入院後まもなく死亡に至るケースが多いのである。

介護老人福祉施設からの入院についても、一般病院への搬送はなるべく遅い時期にしたいという希望

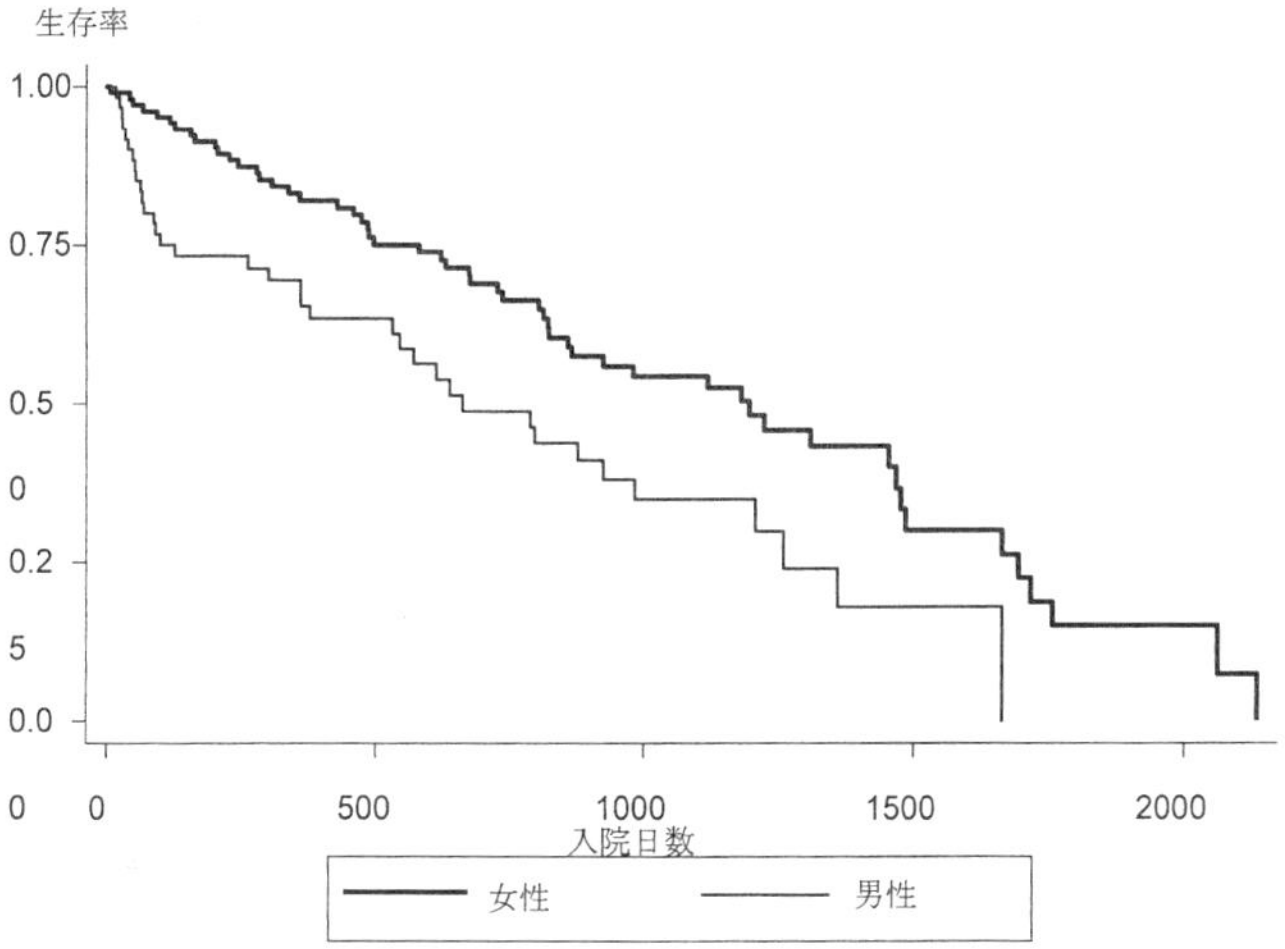

図 6-5　男女別の生存率曲線

が多くの患者や家族にある。介護老人福祉施設は、「終の住処」としてやっと入れたところである。もし一般病院に入院することになれば、退院後に次の病院や施設を探さなければならない事態が予想される。退院後の介護をどうするのか。これは家族にとって非常に重要な問題である。患者が男性の場合、介護する家族が女性であることが多い。一般病院への転院後の介護を直接的に担う可能性が高い女性が、その後の介護をどうするかについて熟慮の上、慎重に搬送のタイミングについての意思決定を行い、結果的に搬送後まもなく死亡するケースが多くなるということもある。

三　入院患者の入院日数分析

死亡リスクに影響を与えるのは？

ここまで、生存率がどのように低下していくのかをグラフで確認し、男女で生存率の変化の仕方が明らかに異なっていることもわかった。それでは、生存率に影響を与えるのは、どのような要因だろうか。

入院した患者が、どれだけ生きるのか。当然、それは患者によって違う。それでは、どうして入院日数が違うのか。それは、患者の年齢が違っていたり、症状が違っていたり、一人ひとりの状況が違うからである。ここでは、どんな場合に長く生きることができ、どんな場合に死亡するのが早まるのか探ってみよう。入院日数分析では、次の日に死亡する確率（死亡リスク）に影響を与える要因は何かを明らかにすることができる。入院日数分析を行い、それぞれの要因が死亡リスクをいったい何倍引き上げるのか調べてみよう。

用いたデータは、これまでと同様、最後の入院がA病院である患者のデータである。このデータを使って、性別、入院時の年齢、入院回数、寝たきり度、痴呆度が死亡リスクにどのような影響を及ぼすのかを分析してみよう。まず、性別については生存率曲線で、男性より女性のほうが長生きであることがわかっている。ここでは、さらに性別によって死亡リスクがどのくらい違うのか計算する。また、データからはA病院への入院以前の入院履歴がわかることから、最後の入院時の二〇年前の時点からカウントした入院回数が、死亡リスクに影響を与えるのかについても計算することができる。ただし、胃瘻《いろう》造設（口から食べ物や飲み物を摂取できなくなった場合、腹部に穴を開けて胃にチューブを入れ、そこから栄養を直接、摂取するために作られる、第三章参照）のための転院や骨折などによる短期転院は入院回数のカウントに含めていない。

また、これ以外に寝たきり度と痴呆度に関する情報が得られる。寝たきり度とは、「障害老人の日常生活自立度」をさし、大きな区分として、ランクＪ（何らかの障害等を有するが、日常生活はほぼ自立しており独力で外出する）、ランクＡ（屋内での生活はおおむね自立しているが、介助なしには外出しない）、ランクＢ（屋内での生活は何らかの介助を要し、日中もベッド上での生活が主体であるが座位を保つ）、ランクＣ（一日中ベッド上で過ごし、排泄、食事、着替において介助を要する）の四つに分かれている。また、それぞれのランクにおいて、たとえばＡランクでは「Ａ１」や「Ａ２」というように、二つずつに細分化され、合計八つに分かれている。分析に用いたデータから、患者がいずれに属するのかがわかる。寝たきり度では、特に一日中ベッド上で過ごしているかどうかに着目し、ランクＣの場合と、ランクＣより寝たきり度が軽い場合の死亡リスクを比較する。分析対象患者では、ランクＡが八人、ランクＢが三六人、ランクＣが六〇人で、ランクＪは該当者がいなかった。

一方、痴呆度とは、「痴呆性老人の日常生活自立度」をさし、大きな区分として、ランクⅠ（何らかの痴呆を有するが、日常生活は家庭内及び社会的にほぼ自立している）、ランクⅡ（日常生活に支障を来すような症状・行動や意志疎通の困難さが多少見られても、誰かが注意していれば自立できる）、ランクⅢ（日常生活に支障を来すような症状・行動や意志疎通の困難さがときどき見られ、介護を必要とする）、ランクⅣ（日常生活に支障を来すような症状・行動や意志疎通の困難さが頻繁に見られ、常に介護を必要とする）、ランクＭ（著しい精神症状や問題行動あるいは重篤な身体疾患が見られ、専門医療を必要とする）の五つに分かれている。また、ランクⅡとランクⅢは、「Ⅱａ」や「Ⅱｂ」というように、さらに二つに細分化され、合計七つに分かれている。

痴呆度では、介護が必要である場合とそうでない場合の死亡リスクを比較する。具体的には、ランクⅢ以上の重症患者と、正常からランクⅡまでの軽症患者の死亡リスクがどう違うのかを比較する。分析対象患者は、正常が一四人、ランクⅠが一〇人、ランクⅡが二〇人、ランクⅢが二八人、ランクⅣが二〇人、ランクMが一二人であった。ただし、寝たきり度と痴呆度に関する情報は、二〇〇三年一月から二〇〇五年一〇月のみとなっているので、これらを分析する場合のデータ数は一〇四になる。

男性の死亡リスクは女性の二・二倍

死亡リスクに影響を与えるのは何か。まず、性別による違いを計算した結果、男性の死亡リスクが女性の約二・二倍であることがわかった。男女の生存率曲線が異なっていることはすでに述べたが、分析から男性は女性の二・二倍、死亡する確率が高いという結果がはじき出されたことになる。それでは、入院時の年齢はどう影響するだろうか。入院時の年齢が一歳増加したとき、死亡リスクが一・〇三～一・〇六倍高くなり、高齢になるほど死亡しやすくなることがわかる。

次に入院回数に関しては、入院回数が一回増えると死亡リスクが約一・二倍高まるという結果が得られ、入退院を繰り返している患者ほど死亡リスクが高いことがわかった。分析対象の患者の中にはA病院のみの入院という患者から七回入院した患者まで、入院回数はさまざまである。たとえば、A病院のみの入院という患者（入院回数一回の患者）と入院回数二回の患者の死亡リスクを比較すると、二回の患者の死亡リスクは一回の患者の一・二倍高くなり、入院回数三回の患者の死亡リスクは一回の患者と比べると一・二の二乗、つまり一・四四倍高まることになる。そしてデータの中でもっとも入院回数が多かった入院回数七回の患者の死亡リスクは、実にA病院のみの入院という患者の一・二の六乗、二・九九倍と計算されるから、決して小さい値ではない。こうした入院回数が多い患者は、A病院に入院する以前の健康状態が良くない可能性が高い。つまり、入院回数の多い患者は、もともと虚弱だったり、持病がある場合が多く、それゆえ死亡リスクが高くなるのではないだろうか。

寝たきり度も死亡リスクに与える影響が比較的大きい。一日中ベッド上で過ごし、排泄、食事、着替において介助を要する患者の場合には、そうでない患者と比較して一・七〜一・九倍リスクが高いことがわかった。先ほどの入院回数がA病院に入院する前の健康状態のバロメータ、つまり患者の潜在的な健康リスクと考えられるのに対し、この寝たきり度はA病院入院直後の患者の身体機能のバロメータと考えられる。分析から、入院直後の患者の身体機能が低い場合に死亡リスクが高くなることが明らかになった。

また、痴呆度についてはランクⅢ以上の重症患者の場合、それより軽症の患者の一・二倍死亡リスクが高いという結果が得られているが、これは信頼できる値ではない。信頼できる値が得られなかった理由として、寝たきり度と痴呆度の相関が高いことが挙げられる。つまり、寝たきり度の重い人は痴呆度も重い場合が多く、寝たきり度と痴呆度の関係が連動していることが多いので、明確な結果を導き出せなかったといえる。

四　介護、医療保険の選択に関する分析

介護保険と医療保険を決める要因は何？

ここでは、患者の入院時の保険の種類に注目し、介護保険と医療保険のどちらを選択するのか決定する要因を明らかにしてみよう。A病院は介護保険適用の療養病床と、医療保険適用の療養病床の両方を持っている病院である。よって、A病院のデータを用いて分析すれば、患者がどのような要因によって介護保険と医療保険を選択しているのかを明らかにすることができる。

保険の種類についても二〇〇三年一月から二〇〇五年一〇月までの情報がわかることから、分析に使ったデータの数はこれまでと同様に一〇四であった。このデータを使って、性別、入院時の年齢、入院回数に加えて、身体障害者の障害の程度、要介護度の程度が入院時の介護保険、医療保険の選択にどう影響しているのかをみてみよう。

身体障害者の障害の程度については、一級または二級の身体障害者手帳を所持する場合には、それ以外（身体障害者手帳を所持しない場合も含む）の場合と比較して、介護保険を選択しやすいのか、それとも医療保険を選択しやすいのかを計算することができる。地方自治体が実施する「重度心身障害者等に対する医療費助成制度」により、一級または二級の障害者手帳を所持する場合、医療費の自己負担分が助成される。ただし、助成されるのは医療保険を用いた場合のみで、介護保険を用いた場合には助成され

ない。よって、この制度が介護保険と医療保険の選択にどう影響するのかを検証したい。

まず、医療助成について詳しく述べると、一八歳以上の身体障害者を対象に国が行う医療助成として更生医療（現在は、更生医療、育成医療、精神通院医療を合わせて自立支援医療と呼ばれる）がある。しかし、対象となる障害区分は、肢体不自由、視覚障害、心臓機能障害など特定のものにかぎられ、すべての身体障害者が対象となるわけではない。

一方、各地方自治体には「重度心身障害者等に対する医療費助成制度」があり、この制度の場合、対象が特定の障害区分にかぎられていない。助成対象者は、各自治体によって多少異なっているが、富山県では一級または二級の障害者手帳を所持する患者が医療保険で医療を受けた場合、その医療費の自己負担分（入院時の食事療養費を除く）を市町村と県が負担し、患者本人の自己負担はない。ただし、六〇歳未満については、世帯の前年合計所得金額が一千万円未満でなければならないという条件がつく。分析対象となる患者一〇四人のうちに六〇歳未満で世帯所得が一千万円以上である患者が含まれていれば、その点を考慮しなければならないが、該当者はいなかった。また、六五歳以上で身体障害者手帳の交付を受けており二級より障害程度が軽い場合にも一部助成されることがあるが、障害の程度に応じて一部自己負担があるため、ここでは、医療費の自己負担分の全額を市町村と県に負担してもらえる一級、または二級の場合に注目して分析を行った。

また、要介護度の程度では、要介護度が軽度である場合、重度の場合と比較して介護保険と医療保険のどちらを選択する傾向にあるのかをみることができる。要介護度とは、要介護認定を受けた人が必要とする介護の度合いを示すものである。もっとも軽度の場合が要支援で、要介護一、二、三、四、そしてもっとも介護を要するとされる五の六段階に分けられている(二〇〇六年四月からは要支援が要支援一と二に細分化され、全部で七段階となった)。分析では、要介護認定を受けていない、要支援または要介護一、二の場合では、それより要介護度が重い場合と比較して介護保険と医療保険のどちらを選択するのかをみることができる。

要介護度が軽い患者は医療保険を選びやすい

まず、性別による違いが保険の選択にどう影響しているのかをみると、男性は女性と比較して一七〜二六パーセント、介護保険の使用が多いことがわかった。また、入院時の年齢が一歳増加すると、介護保険の使用が二パーセント弱増加することになる。年齢が増加すると、医療より介護の手が必要となる可能性も高まることから、これは予想通りの結果といえる。入院回数については信頼できる値が得られていない。

次に、身体障害者の障害の程度については、一級または二級の障害者手帳を所持し、医療費の自己負担分を助成してもらえる場合、やはり介護保険を選択する確率が二三パーセント減少する。医療費の助成は医療保険を使用して医療を受けた場合にかぎられる。よって、一級または二級の場合、医療保険を選択する傾向になるのは当然のことといえるだろう。また、要介護度に関しては、要介護度が軽いと介護保険を選択する確率が三〇パーセント減少するという結果が導かれ、要介護度が保険選択にもっとも

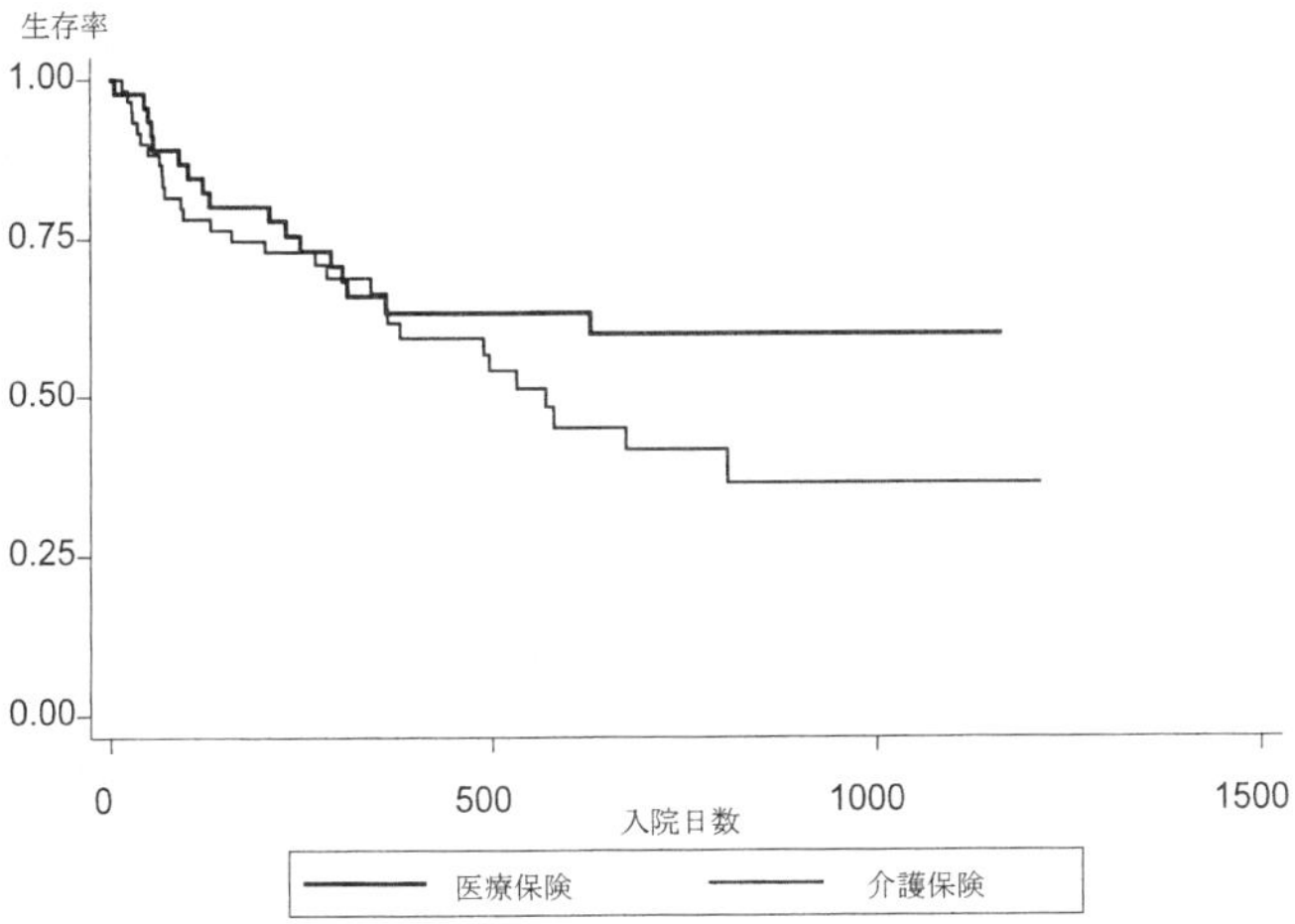

図 6-6　保険種別の生存率曲線

大きい影響を与えていることが明らかになった。

図6―6に保険種別生存率曲線を示している。これによると、前半の生存率では、介護保険を使用する患者と医療保険を使用する患者に大きな差はみられないが、入院日数が三〇〇日を超えた頃から二つの生存率に差が表われ始める。医療保険を使用する患者の生存率は、入院日数三〇〇日以降、約六割を保っているのに対し、介護保険を使用する患者の生存率は、その後も減少し続け、入院日数が八〇〇日頃から生存率が四割弱を保つことがみてとれる。この三〇〇日以降の生存率の差は、どうして生じるのだろうか。先ほどの保険の選択についての分析で明らかになったことと併せて考えてみよう。

まず、先ほどの保険の選択では、一級または二級の身体障害者手帳を所持していれば、医療保険を使用した場合の医療費の自己負担分を支払わなくてもよいので、医療保険を選択する傾向があることがデータ分析

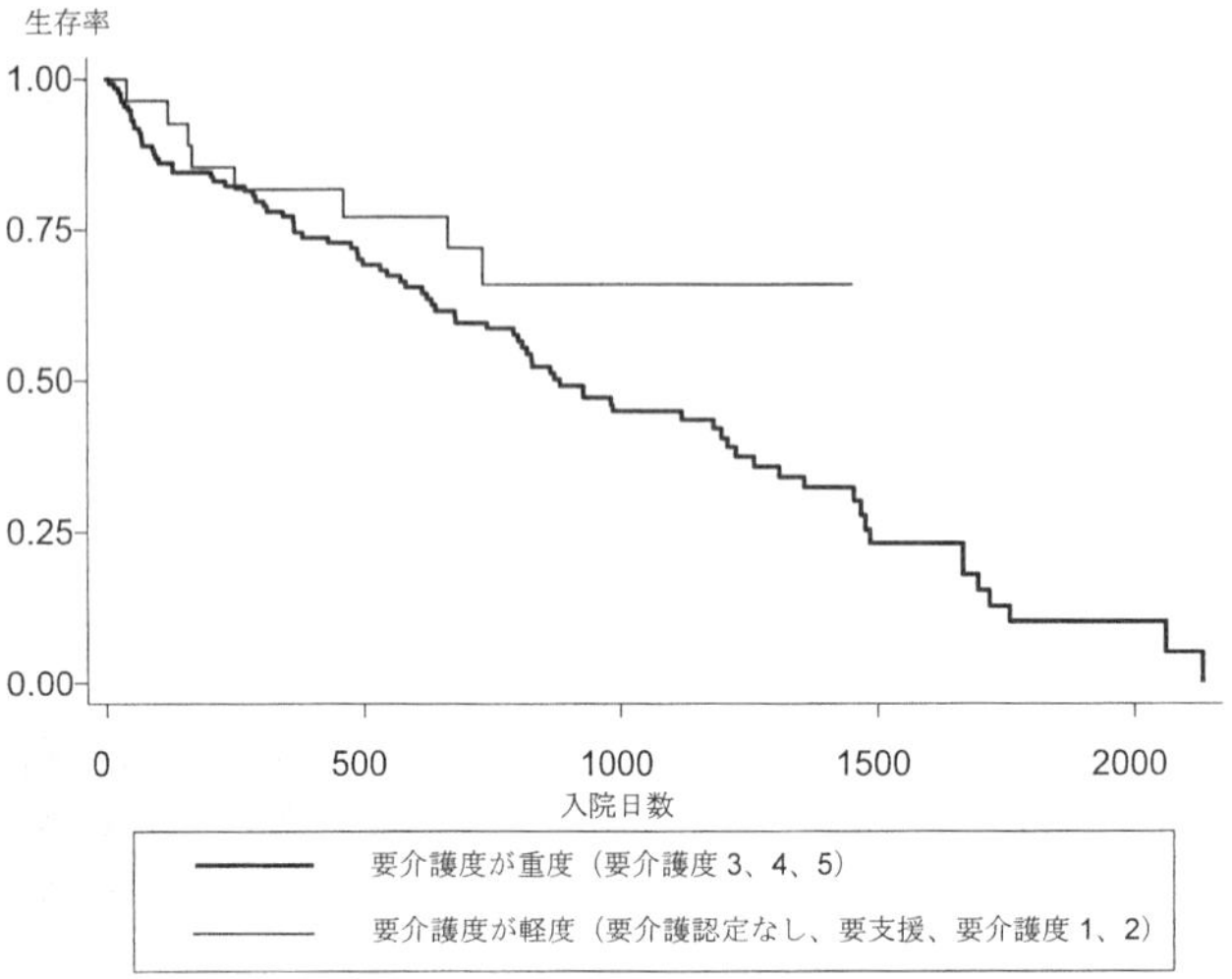

図 6–7　要介護度の程度別生存率曲線

で確かめられた。しかし、一級または二級の身体障害者手帳を所持している場合の生存率と、所持していない場合の生存率に大差はなく、一級または二級の身体障害者手帳保持者が、医療保険を使用する患者の生存率に影響を与えたとは考えにくい。

次に、要介護度が軽いと医療保険を選択する可能性が高まることがわかったが、これが医療保険を使用する患者の生存率に大きな影響を与えていることが考えられる。図6―7をみると、要介護度が重い患者の生存率が一定の割合で低下し、ゼロに近づいていくのに対し、要介護度が軽い患者の生存率は、入院日数七〇〇日頃から六五パーセントを維持している。要介護度が軽い患者は、相対的に医療の必要性も低い。しかし、そうした患者が医療保険を選択し、比較的高い生存率を維持して長期入院する傾向があるといえよう。

五　おわりに

本章では、富山県のA病院に入院してきた患者のデータを用いて、生存率や入院日数を分析し、さらに介護保険と医療保険の選択要因を分析した。分析の結果、明らかになったことを表6―1にまとめた。

入院患者の生存率曲線は男女で異なっており、特に入院初期における違いが大きい。死亡リスクを計算すると、男性は女性の二・二倍も高かった。また、入院回数が多いほど、そして寝たきり度が重いほど、死亡リスクが上がることもわかった。

入院時の保険の選択については、一級または二級の障害者手帳を所持する場合、介護保険を選択する確率が二三パーセント減少する。一級または二級の場合には、医療保険を使用すれば医療費の自己負担分を助成してもらえることから、医療保険が選択されやすいと考えられる。しかし、一級または二級の障害者手帳を所持する患者と、そうでない患者の生存率に大差はないことから、特に一級または二級の障害者手帳を所持する患者が医療保険を使用して長期入院して

表6-1　分析結果

変数名	死亡リスク	介護保険の選択
性別（男性）	2.2倍↑	17～26%↑
入院時の年齢（1歳ごとに）	1.03～1.06倍↑	2%弱↑
入院回数（1回ごとに）	1.2倍↑	—
寝たきり度（重症）	1.7～1.9倍↑	
痴呆度（重症）	—	
身体障害者（1、2級）		23%↓
要介護度（軽度）		30%↓

いるわけではない。つまり、医療費助成の制度を使用するために医療保険を選択する患者が存在するが、生存率という点からみると、そのことが医療コストに特に大きな影響を与えるとはいえないのである。一方、要介護度が軽いと介護保険を選択する確率が三〇パーセント減少している。要介護度が重い患者の生存率が一定の割合で低下していくのに対して、要介護度が軽い患者は、比較的高い生存率を維持したままとなる。もし、要介護度が軽く、医療の必要性が低い患者が医療保険を使用して長期入院すれば、医療コストは大きく膨らむ可能性がある。

今、高齢者医療に対する政策は、コスト削減を目指し、大幅な見直しが図られている。療養病床のうち、医療保険が適用される医療型療養病床では医療を必要とする患者を受け容れ、介護保険が適用される介護療養型医療施設は二〇一一年度末に廃止される。これまで介護療養型医療施設で受け容れてきた相対的に医療の必要性が低い患者は、在宅もしくは、その他の福祉施設に移ることになる。もし、この受け容れ体制が完全でないとしたら、われわれはさらに多くの「さまよえる高齢者」を作り出すことになる。求められているのは、医療費の効率性を追求しつつ、医療や介護において質、量ともに維持できるような制度である。病状や環境が異なったさまざまな高齢者に対応するためには、施設や病床だけでなく、在宅やグループホームといった施設等も含めた上での新しい介護システムの設計が望まれる。

本章では、生存率、入院日数、介護保険や医療保険の選択といった視点から高齢者の現状を探ってきた。本章で分析したことが、今後、いかに効率的な医療と介護を提供するか、また高齢者のニーズに応えられる医療と介護をどう提供するのか、といった政策を考える上で役立つとしたら幸いである。

第七章　高齢者をめぐる医療システムのこれから
――お金は大事だがすべてではない？

吉田あつし

一　はじめに

国により異なる医療システム

医療はわれわれが身近に経験する出来事の一つであるから、どこの国でもドラマや映画のテーマになることが多い。日本では、「ブラックジャックによろしく」「Dr.コトーの診療所」や「白い巨塔」などが放映され高い視聴率を記録した。特に前者二つのコミック版は、現在までに一千万部以上販売されている。アメリカで制作されたＥＲ（救命救急室）は日本でも放映されて、日米両国で高い視聴率と評判を得た。いずれも、それぞれの医療システムと現実の狭間で医師が直面する困難と、それを乗り越えようとする医師の使命感が重要なテーマの一つになっている。

医療サービスは、もちろん個人の生命や人生に深く関わるものである。他方で、国民の健康は何よりもその国の経済的・軍事的な国力に直接関係するものである。それゆえ、多くの国は医療サービスの提供に何らかのかたちで関与してきた。しかし、国民国家がどのように形成されてきたかのプロセスの違いによって、医療システムも異なっている。分権的な政治・経済システムをとり自由主義を信奉するアメリカは、市場を重視した医療システムを採用しているし、早くから福祉国家の実現を目指し比較的集権的な政治・経済システムを導入したイギリスでは、国家による計画・管理を重視した医療システムを導入している。

日本は、ヨーロッパ大陸諸国にならって、これら二つの国とは異なる社会保険という医療システムを採用している。このシステムは、医療サービスの供給は民間が行い、国家がすべての国民に医療保険を保障する一方で、国は医療保険者に財政援助を行うというものである。

金銭的インセンティブか計画か

いずれの国においても高齢化は医療システム上の問題となってきている。日本では、急激な高齢化による高齢者医療費の急増が予想される中で、このままの医療システムでは増加する財政援助で国が財政的に破綻してしまうか、保険料の大幅な増加が必要になり、保険料が支払えなくなる人が出てくることが懸念されている。そこで、今の医療のレベルを維持・向上させながら、医療費の伸びを抑制するにはどうしたらいいのか、激しい議論が交わされている。

特に高齢者の医療システムのあり方をめぐって、国家による計画・管理を重視するのか市場システムを重視するのか、二つの相反する方向を向いた人たちが議論を行っている。市場システムを重視する人たちは、医師や患者の金銭的インセンティブを重視する。人々が何を基準に行動するかという点について、この人たちは金銭がもっとも重要だと考えている。

患者自己負担を不必要に小さくしたり、特定の医療サービスに対してコストを大幅に上回る報酬を与えるなど、誤った金銭的インセンティブが制度化されていると、あまり効果のない医療サービスが過大に供給され消費されてしまう。したがって、インセンティブを考慮して制度設計をうまく行えば、無駄な医療費を削減することができ、国の財政負担を小さくすることができると市場重視の人たちは主張する。

しかし、それは医療の「質」を落とすことにつながると計画重視の人たちは批判する。医師を計画的に養成し、地域的な偏りがないように配置し、十分な予算措置を行って医療の供給を援助することが重要であると主張する。とはいえ、何が必要な医療で何が不必要な医療であるかは、現場から遠く離れた国の役人には区別できないから、計画重視といっても、結局、財政負担を小さくするような医療費削減の制度設計が優先されてしまうであろう。

この章では、これらアメリカ型、イギリス型、日本型の三つの医療システムを紹介し、それぞれどのような問題を抱えているのかを説明し、高齢者の医療システムのあり方を議論する上での基本的な論点をまとめる。その上で、制度を設計するには何を考えないといけないのかについて、筆者の考えを提案する。

二　「医療システム」のあり方――市場システム重視か国家管理重視か

市場中心の医療システム――アメリカ

表7―1には、アメリカ、イギリスと日本の医療システムの特徴が、医療の供給、医療の価格、医療の財源という観点からまとめられている。まず、アメリカの医療システムから見ていくことにしよう。

アメリカの医療システムは、医療の供給者、需要者ともに自由な競争が前提になっている。当然医療サービスの価格も保険者と病院との交渉によって決まる。したがって、日本では信じられないことであるが、一つの病院が独占的に市場を支配してはいないかが反トラスト法（日本の独占禁止法に対応する）上の重要な問題になるのである。というのも、独占病院により医療サービスの価格が支配され高止まりすることは、消費者の利益に反するからである。

アメリカにも医療保険は存在するが、日本の公的医療保険とはだいぶ違っている。雇用主は民間保険会社と契約して、医療サービスをどこまでカバーするかが異なるプランの医療保険を従業員に提供する。従業員の多くは雇用主の提供する医療保険から自分に合ったプランを選択して加入する。保険料を雇用主がどこまで負担するかは、雇用主たる企業がどのような企業間の競争下に置かれているかによって決まる。より優秀な人材を必要としている企業は、雇用主がより多くを負担するであろうし、パートタイ

表 7-1　異なる医療システム

	医療の供給	医療の価格	医療の財源
アメリカ型	病院・診療所とも設立は原則自由 病院は市場競争にさらされる(反トラスト法の対象) 診療所は保険会社によりグループ化されている	保険者と病院の交渉で決定 保険のカバーする範囲は保険ごとで異なる	保険料(企業負担＋従業員負担)負担割合は企業と組合との交渉
イギリス型	原則として国家管理(病院) 民間保険保持者を対象とする診療所が例外的に存在する	無料であるが一部疾病では手術までに長い待ち時間	税 一部民間保険が存在(約10%)
日本型	病院・診療所とも設立は原則自由 病院間、診療所間では市場競争	公定価格(診療報酬表)	保険料(企業負担＋従業員負担)および国庫

ム労働者が多い企業は、従業員がより多く負担する保険を提供するであろう。また、優秀な人材である必要性が高くなるポジションにいる人には、企業がより多く負担する保険プランが提供される。このように、アメリカの医療保険は、自動車保険のようにプランを選択できる一方で、企業の人事戦略の一環になっている点が、日本の公的医療保険とは異なる点である。

さらに問題なのは、一九九八年で人口の一六パーセントにも達する無保険者の存在である。もちろんアメリカにも低所得者向けの公的医療保険（メディケイド）が存在する。メディケイドに加入するためにはある所得水準以下でなければならないが、それが低すぎるために、低所得者はメディケイドに加入することもできず、医療保険の保険料の高さを嫌って、保険に加入しない。

アメリカの医療制度は、医療提供者、保険者、企業が競争的な環境の中で、医療システムが形作られるとどうなるのかという実例を与えてくれる。医療システムも医療サービスもそれぞれのインセンティブに従って自由に取り引きされるべきであり、自由な取引にこそが、より小さいコストでより質の高い医療の供給を可能にするという信念がこのシステムを支えている。

国家管理の医療システム――イギリス

アメリカの医療システムが、自由な取引による医療サービスの配分であるならば、イギリスの医療システムは国による計画的な医療サービスの配分を原則としている。このシステムは国民健康システム（NHS：National Health Systems、以下NHS）と呼ばれ、税によって運営されており、基本的には国が医療サービスの供給を管理している。最初に、住民は特定の一般医に登録をする。病気の兆候を感じたら、まずは一般医のところに行って診断をしてもらい、一般医がさらに専門医の検査、治療や入院が必要と判断すれば、病院に行くことでより高度な治療を受けることになる。住民が直接病院に行って診療を受けることはできない。

病院は国から予算措置をされているが、予算の総額は基本的には患者の数や、病院の立地する小選挙区の政治家の政治力によって決まってくるために、医療提供者にはより良い医療を提供しようとするインセンティブが働かない。新しく病院を建てるのも、病床や診療科を増やすのもNHSが計画するので、国の予算の制約や地域の政治力の影響を受けやすい。財政が逼迫するとNHS予算が削られ、サービスの提供も当然少なくなり、命に直接関わらない手術の待ち時間が長くなる。住民の医療費負担はないのであるが、自由に病院の医療を受けられず、待ち時間が長いという点で費用を負担しているといってもいい。

一九九〇年にサッチャー首相は、NHS病院を独立法人化し、NHS病院の専門医師に週のうち何日かは、民間医療保険を持つ患者を全額自費の民間の病院かＮＨＳ病院で診ることを認め、ＮＨＳ病院から受け取る給与以外に所得を得てもいいとした。すると、医師たちはＮＨＳ病院で民間保険のない患者を安い給料で診察するよりも、民間医療保険を使える患者を診るようになり、ＮＨＳ病院での待ち時間はますます長くなった。イギリスでは、民間の医療保険に入っている人が一割ほどいる。一般医を通さずに直接専門医の診察を受け、入院することができるからである。民間保険の保有者が増えるほど、ＮＨＳが提供するサービスは質も量も劣悪になってきたのである。サッチャー政権の政策は、医師の金銭的インセンティブに依拠した政策であるが、その一方で国のＮＨＳ予算の総額を抑制したために、結局はＮＨＳへの信頼を揺るがすことになった。

ブレア政権は、ＮＨＳ予算を大幅に増額した。その結果何が起こったか。確かに待ち時間は多少短くなったが、病院の管理者の数が相対的に大きくなって官僚主義がはびこると同時に、管理者と医師の給与を上げることになった、とＢＢＣはその特別レポート（State of the NHS）の中で指摘している。つまり、予算の増額は必ずしもそれに見合った医療の質の改善には結びつかなかったのである。

三　日本の医療システム――社会保険

社会保険方式

日本の医療システムは社会保険方式を採用している。社会保険方式は、いずれかの保険者によってすべての国民に医療保険が提供され、被保険者や雇用主が支払う保険料および国や地方自治体から提供される補助金によって保険事業が運営されることを前提としている。保険の種別は、おもにサラリーマンが加入し企業が運営する組合健康保険、公務員が加入する共済組合、自営業者や退職高齢者が加入し市町村が運営する国民健康保険に大きく分かれる。アメリカと異なり国民医療費の三分の一は税金で賄われている一方で、イギリスとは異なり国民医療費の半分は保険料で賄われている。残りが患者の窓口負担である。

社会保険方式では、供給サイドと需要サイドの制度を変更することによって、患者や医療提供者のインセンティブに働きかけ、医療費のコントロールが可能である。供給サイドの政策として、医師にとっての医療サービスの価格を、需要サイドの政策として、患者にとっての医療サービスの価格（医療サービスを受けるときの患者一部負担率）を変更する。

アメリカともイギリスとも異なる点は、国が医療サービスの価格を決定することができる点である。この価格のリストを診療報酬表という。診療報酬表とは、提供される医療サービスの種類を細かく分けて、その一つひとつについて保険者から医療機関に支払われる報酬額を決めている表である。この表に載っていない医療サービスを提供すると、そのサービスのみならず診療のために行われたすべてのサービスについて保険が適用されなくなり、患者の全額自己負担になる（混合診療の禁止）。したがって、医師の収入や患者の一部自己負担額はこの診療報酬表に大きく依存することになる。

インセンティブによる医療費のコントロール

診療報酬制度により、国が医療サービスの供給価格を決めることができるので、診療報酬価格を全般的に下げれば、医療費は抑制される。これまでと同じ医療が提供されても、医療提供者に対して支払われる診療報酬総額が下がるからである。他方、患者一部負担率を上げれば、医療機関の窓口で支払わなければならない金額が大きくなるので、患者の受診が抑制され、医療費の伸びも抑えられるであろう。

しかし、国は医療についてのすべての情報を把握しているわけではないので、この価格付けを間違えることがある。本当は非常に労力の多い医療サービスであるにもかかわらず、低い診療報酬しか支払われないとなると、その医療サービスは提供されなくなってしまう恐れがある。最近の小児科医の減少は、少子化の進展という社会背景もあるが、診療報酬による価格付けが低すぎた結果とも考えられる。虎ノ門病院医師の小松秀樹氏は、その著書『医療崩壊』（朝日新聞社刊）の中で、働き盛りの四〇代の病院医師が、病院を辞めて診療所を開業することを「立ち去り型サボタージュ」と呼んで、このままでは病院医療は崩壊すると警告している。これも、費やした労力に比べると、病院医師に比べて診療所医師の診療報酬が相対的に高くなるような診療報酬体系になっているからである。

社会保険方式は、国家管理型よりは医師や患者のインセンティブに働きかけをしやすく、市場に代わる規律を確保できる一方で、市場型のように無保険者を生み出さないという利点がある。しかしながら、国が個々のサービスの価格を正しく決めることはかなり難しい。

高齢者医療

高齢者の医療サービスの提供については、市場重視型のアメリカですら高齢者向けの公的な医療保険（メディケア）があるように、より積極的な国の関与が必要になってくる。というのも、病気にかかりやすく医療費が高い高齢者のすべての疾病をカバーするような医療保険は、自由な市場では成立しにくいからである。二〇〇二年度で、六五歳未満の平均医療費が一四万円である一方、七五歳以上は七九万円である。したがって、そのような保険があったとしても、おそろしく保険料が高くなるか、保険加入者に厳しい健康診断が課せられるかになり、無保険者が相当数にのぼることが予想されるからである。

日本においても高齢者には、通常の医療制度とは異なる制度が準備されている。現在でも原則七五歳以上の高齢者には自己負担を軽減する老人保健制度が存在しており、二〇〇八年度からは高齢者医療制度が導入される。七五歳以上の高齢者を対象とし、患者窓口負担を除く医療費の五割を税金が負担し、現役世代の保険料で四割を支え、残りの一割が高齢者の負担する保険料になる。アメリカのメディケアと財政負担は似ているが、日本はすべての医療サービスをカバーしている点でメディケアとは異なっている。メディケアでは長期の入院がカバーされないが、日本ではカバーされる。

ところで、低所得者には医療費軽減政策があるために、高齢者のじっさいの自己負担額はかなり小さくなっており、特に入院の場合にはその傾向が強い。この入院医療費が高齢者医療費を押し上げる原因となっており、その中でもいわゆる「社会的入院」（医療の必要度の低い患者が、家庭の事情により入院している状態）が問題視されている。高齢者医療費が増加すると、企業や被保険者が支払う保険料を上げるか、国の負担分を増加させざるを得ない。医療費を負担している現役世代からの不満は高まるであろうし、国の保険財政も立ち行かなくなる。

高齢者の入院

高齢者の入院医療に対する国の政策の基本は、ここでも金銭的インセンティブ重視政策である。二〇〇三年九月までに精神病院や結核病院を除くすべての病院に対して、現在の保有病床を、急性期の患者を入院させる「一般病床」か、慢性期の患者を入院させる「療養病床」にするかを選択させ、前者には最初は高いが入院期間が長くなるにつれて低くなる出来高払いの診療報酬を、後者には入院期間の長さには依存しないが包括払いの低い診療報酬を適用した。そうすることによって入院医療費の伸びを抑制することができると考えたからである。

療養病床は、介護保険が適用される「介護型」と医療保険が適用される「医療型」に分かれた。「介護型」を導入した背景には、二〇〇〇年に導入された介護保険の施設介護の受け皿を用意する必要があったからである。特別養護老人ホーム(特養)などの介護施設の建設は、それが市町村の介護財政を圧迫する要因になると考えられ、遅々として進まなかったからである。しかしながら、療養型病床は社会的入院にお墨付きを与えるようなものであった。現在、「医療型」が二五万床、「介護型」が一五万床存在し、前者では、一人当たりの医療費が四九万円で平均在院日数が五九五日、後者では、それぞれ四五万円と六九三日と、入院が長期にわたっている。

そこで、「介護型」一五万床については二〇一一年度までに廃止し、より報酬が低いリハビリなどを行う老人保健施設やケアハウスなどの介護施設へと転換し、「医療型」についても二〇一二年度までに一〇万床削減して一五万床にする計画が立てられている。また、二〇〇六年より「医療型」には、入院患者の病状に応じた厳格な「医療区分」を導入して、医療をあまり必要としない入院患者の診療報酬を極端に低くすることにより、このような患者を入院させられなくしている。

在宅への誘導

それでは、療養型病床を利用していた高齢者はこれからどうなるのか。特養がその受け皿になるかというと、必ずしもそうはならない。介護保険の財政も逼迫しており、特に介護報酬の高い特養の建設は認められない傾向にある。老人保健施設には入院期間に上限がある。したがって、在宅しか選択肢がなくなってくる。

国も在宅での治療・介護を誘導している。診療所が在宅の高齢者の二四時間往診体制を整えれば、診療報酬を高くすることにより、在宅での診療を可能にするように医師にインセンティブを与えている。しかし、それで高齢者医療の質を維持できるかについては疑問である。というのも、そもそも二四時間往診体制の看板だけを掲げているが、じっさいには機能していなくても、高い診療報酬がもらえるからである。質の低い診療所の参入が続けば、結局は診療報酬が療養型の病院から診療所に移っただけで、サービスの質はかえって落ちている、ということになりかねない。

四　クリニカル・ガバナンス——社会的モニタリングと医療従事者の専門家倫理

これまで述べてきたように、高齢者への医療サービスの提供には何らかのかたちで国が関与せざるを得なく、また、インセンティブによる医療費コントロールだけでは、効率的で質の高い医療を提供できない。ではどのような制度設計が必要になるのか。

クリニカル・ガバナンス——医療システムの統治

そこで参考になるのは、クリニカル・ガバナンスというイギリスの考え方である。イギリスの医療システムの基本は、前述したように国による医療資源（医療スタッフ、医療設備、病院の土地建物など）の配分である。社会主義国がそうであったように、このシステムでは資源配分のための管理部門が肥大化し官僚主義が蔓延して、医師や看護士などの直接サービスを提供する人たちの士気が落ち、その結果医療の質も効率性も落ちてしまいがちである。

サッチャーは金銭的インセンティブを導入してこのような非効率性を打開しようとしたが、ブレアは公的組織の経営のあり方を変えようとした。NHS改革も含めた一連の改革は、「新しい公共管理」（New Public Management）と呼ばれている。NHS改革は、クリニカル・ガバナンス（「医療システムの統治」）の確立を目指している。その鍵となる概念は、（一）限られた資源の中で、より質の高いサービスを提供するために、どのような治療が医学的に見て根拠があるのかの評価（証拠に基づいた医療：Evidence-Based

Medicine）、（二）治療にかかるコストと健康回復の成果を比べてどの治療を優先させるべきかの決定（コスト――効用分析）、（三）医療機関の提供しているサービスの質の評価と改善（社会的モニタリング）、（四）より安全で透明な医療提供組織の確立、である。クリニカル・ガバナンスは、日本では（四）のうち病院の安全管理体制の確立のみを意味する言葉のように使われているが、それは非常に狭い理解である。

日本はイギリスとは異なり、民間の診療所や病院が原則として自由に市場に参入することができる。医療施設同士は患者の獲得をめぐって競争している。このような市場システムを前提にしてクリニカル・ガバナンスを考えていかなければならない。

在宅医療と施設間連携

さて、日本の高齢者医療について、クリニカル・ガバナンスが本当に有効か、有効であるための条件は何か、という観点から考えてみよう。国が、高齢者を在宅に誘導するように診療報酬表を変えて、医師の金銭的インセンティブにうったえる政策をとってきたことはすでに述べた。その結果、これまで療養型医療施設に入院していた終末期を含む多くの高齢者は、在宅で訪問診療、訪問看護や訪問介護を中心としたサービスを受け取ることになる。そして、急に健康状態が悪化した場合には、病院での診療、入院ができるような体制が必要となってくる。そこで、**図7―1**のように、国は高齢者の居住地において、「診療所、病院などの医療施設と介護施設の連携」をキーワードにして在宅医療を進めようとしている。

このような協力・連携はクリニカル・ガバナンスの重要な一部分である。しかし、この政策には、ほ

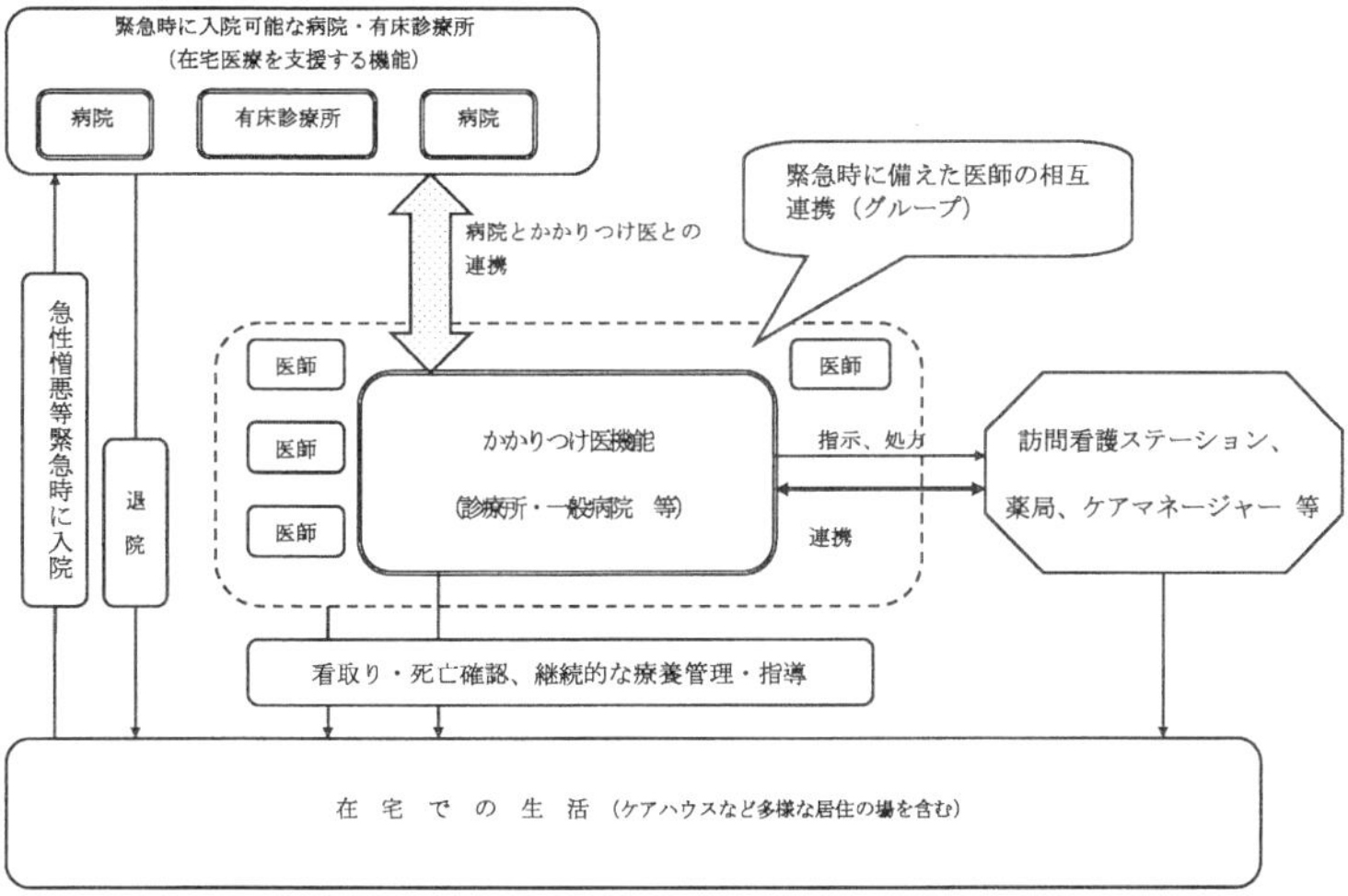

図 7- 1　施設間の連携

出典：「医療制度改革大綱（平成 17 年 12 月 1 日）」中の図を筆者改変

かの重要な部分である、効率的に質の高い医療・介護サービスを提供するためのコスト——効用分析などは含まれていないし、提供されたサービスの質の社会的モニタリングについても言及されていない。不必要か健康回復への効果の小さい医療サービスは、効率性の観点から提供されてはならない。また、病院、診療所、介護施設が連携するためには、それらの提供しているサービスの質が正しく評価されて、質の低いサービスを提供する事業者を退出させるような、価格システムに変わる仕組みがなければ連携は進まないであろう。そのために必要なのは、提供されているサービスの質のモニタリングと評価である。

　しかし、そもそも現状で、介護施設、診療所、病院の間で本当に連携できるかどうかも疑問である。連携のためには患者に関する情報の共有が必要になるが、そのために定期的に会議を開くとなると、その会議時間中拘束されるのであるから機会費用が発生するが、その費用は保険から支払われない。また、患者に関する正しい情報が共有されるとはかぎらない。医師が常駐していない特養は、一度特養を出て一般病院に入院した医療必要度が高い患者の受け容れを躊躇するであろうから、一般病院は正しい患者情報を特養に提供しない可能性がある。

さらに、介護事業者と医療事業者は、高齢者へのサービスに関してそれぞれのサービスが競合しているので、お互いに競争相手と見てしまいがちである。高齢者の側からみても保険者の側から見ても、連携してサービスが提供されればより効率的になるにもかかわらず、お互いが競争しているために、必要な情報が共有されなかったり、二重にサービスが提供されてしまったりする恐れがある。

医療保険と介護保険

高齢者にとって、医療サービスと介護サービスは別々に論じられるものではないが、政策に責任を持つ厚生労働省の中では、医療は保険局、介護は老健局が担当することになっており、それぞれが高齢者医療と介護について別々に政策を打ち出している。しかし、介護保険導入の際に、訪問介護や訪問リハビリの一部を医療保険から介護保険に移したように、高齢者向けの在宅サービスでは、医療と介護は明確に区別できない部分がある。在宅診療を推進しようとすると、医療保険と介護保険とを統一的に運用する必要が出てくる。

しかし現状では、医療サービスを提供する事業者と介護サービスを提供する事業者は異なる制度の下で活動しているので、二つのサービスを統一的に運用するのは難しい。介護サービスの場合には、まず介護認定を受け要介護レベルが決定されてから、ケアマネージャーがケアプランを作ることになるが、そのケアプランの中には医療サービスは入ってこない。しかし、糖尿病などで訪問診療が必要な場合には、医師と相談してケアプランを作成したほうが効率的であるが、現実にそうはなっていない。

歴史的に見て、介護事業者は福祉制度の下で社会福祉法人として活動をしてきたところが多く、国や地方公共団体が福祉サービスを提供することを前提とする「措置制度」の意識から抜け切れていないところがあり、サービス提供の効率化にはあまり熱心ではない。他方で、医療サービス提供者が介護サービス分野に入ってくることに対しては、「福祉の心」の部分がないがしろにされるのではないかという警戒感を持っている。

医療施設、介護施設を含めた連携は、高齢者にとって望ましいことであるが、現在の制度の下ではそんなに簡単ではない。

新しい医療計画

他方で国は、都道府県単位で医療費と健康に関する成果に関連する合理的な目標を設定させ、その目標達成ができなければ何らかの財政的ペナルティーを科す仕組みを導入することで、高齢者医療費の伸びを抑制しようと考えている。というのも、一人当たり老人医療費が最高の福岡県と最低の長野県で、それぞれ九二万円と六一万円で、一・五倍も差があるからである。特に生活習慣病の患者数および平均在院日数についての目標値を各都道府県に設定させ、その目標達成のための具体的ガイドラインを決め、その達成状況について国が評価し、国と地方の費用負担額に反映させるとしている。

これは、ヤードスティック競争といわれている「新しい公共管理」の一つの手法である。地方公営企業や、地方独占企業の効率的運営のためにこの手法は用いられている。しかし、本家のイギリスでもNHSにヤードスティック競争は導入されていない。というのも、医療の場合には、提供されるサービスが非常に多岐にわたり、またその質の評価が難しいので、医療費は抑制したが医療・介護の質も落ちた、ということになりかねないからである。

社会的モニタリング

より効率的で質の高い医療・介護サービスを提供するようなクリニカル・ガバナンスはどうあるべきなのか。インセンティブのみに基づく医療政策だけでは医療の質が落ちる一方であるが、いたずらに公費を投入しても無駄に使われるだけである。クリニカル・ガバナンスのアイデアとインセンティブによる規律をうまく結びつける必要がある。実証的な証拠によりコスト――効用分析から効果が小さいと考えられる治療やサービスは保険の適用からはずし、質の低いサービスを提供する施設の診療報酬は低く設定すべきである。

そこで重要になるのが、医療サービスや介護サービスの提供者についての社会的モニタリングと評価である。新しい医療計画もこのような評価の一つと考えられるが、評価が費用面にかたよっている。医療や介護の効用面にも着目しなければならない。高齢者になってから、何年間健康で長生きができたかについて、医療、介護施設や高齢者が生活する地域について評価されなければならない。効用の中に何が含まれるのか、効用をどのように評価すればいいのかは議論がある点であろう。高齢者を介護する子どもの負担の軽減や、それに伴う子どもの効用水準の向上は、ここで評価する効用の中に含まれるのかなど、高齢者を抱える家族のあり方までも視野に入れて議論しなければならない。このように、費用と効果が評価された上で医療費が増えることになり、その結果保険料が増えても多くの国民は納得するであろう。

専門家倫理への期待

ところで、中心となってこれらの評価を行うのは、医師・看護師などの専門家である。また、安全で透明な医療提供組織を確立する上で中心的役割を担うのも、これらの専門家である。医療過誤が起こらないようなリスク管理ができる組織をつくり、患者への説明責任を果たすのもこれらの専門家である。医療行為の費用と効用を考量して順位づけを行ったり、医療施設、介護施設の質を評価するのも介護士も含めたこれらの専門家である。イギリスのクリニカル・ガバナンスでは、専門家倫理を持った専門家がガバナンスを実効あるものにしていく上での重要なアクターである。専門家が金銭的インセンティブのみに支配されているとなると、クリニカル・ガバナンスは不可能になる。

日本においても、**図7—1**にあるような連携体制を組織し維持していくのも、これらの専門家である。

それらの活動は、直接的には診療報酬に反映されないから、金銭面だけを考えると割りに合わないことになる。高齢者医療においてクリニカル・ガバナンスがうまく機能するかどうかは、専門家が専門家倫理を持って、より良い高齢者医療システムをつくることに貢献できるかどうかに大きく依存しているのである。

しかし、日本のように医療施設、介護施設間に競争があることを前提にして制度設計がなされていても、専門家に専門家倫理を持てと強く要求できるのであろうか。おそらく、そのヒントは、医師会や専門学会などの専門家の集団にどの程度の自律的な権限を与えるのかに関係してくる。弁護士会のように、弁護士会に属さなければ弁護士としての活動ができなかったり、弁護士会が弁護士の懲戒権限を持つといった強力な内部自治制度を医師会にも持たせることは、検討されてもよい点であろう。専門家集団である医師会や学会に専門家倫理を啓発する責任と機能を与え、専門家倫理がうまく機能するように、専門家教育も含めた制度設計を行うことにより、社会的なモニタリングもうまくいくであろう。

日本は、医療サービスの供給と需要は市場に任せて、医療サービスの価格のみを統制する医療システムを採用してきた。しかし、医療費の増大を背景にして、そのシステムのあり方の見直しが始まっている。医療システムにおいて、価格システムによる規律をさらに推し進めていくのか、国家による計画と管理を強化していくのか、改めて根本的な議論をする時期に来ている。

第八章　医師が目指す「ナラティブホーム」

佐藤　伸彦

高齢者医療の現状

日本の死亡原因の第一位は、悪性新生物いわゆるがんである。二〇〇五年で悪性新生物（がん）が全体の三六・七パーセントを占める。しかし、超高齢化社会の現場で特に長期療養を余儀なくされているのは、実は脳血管疾患や心疾患、糖尿病などを患っている方々である。それらを合計すると三六・一パーセントとほぼ同数になる。それに老衰や寝たきりからの肺炎によるものを追加すると明らかに悪性新生物の死亡者数を超える。（表＝厚生統計協会より改編 http://www.hws-kyokai.or.jp/html-table/table03-j.htm）

今、高齢者医療・介護の現場で大きな問題になっているのは、この非がん患者の長期療養をどこが担うのかという問題である。がんの患者さんとの大きな違いは何か。端的に言えば先が見えないことである。脳梗塞のマヒで寝たきりの人が、これから先どれだけの期間生きていけるのか、それは誰も予想で

死因	割合（%）
悪性新生物	36.7
脳血管疾患	15.0
心疾患	19.6
肺炎	12.1
不慮の事故	4.5
老衰	3.0
糖尿病	1.5
自殺	3.4
肝疾患	1.9
腎不全	2.3

死因別死亡数の割合（2005年）

きない。この、いつ終わるかわからない医療・介護はとても重い。

　ホスピスや緩和ケア病棟という言葉を聞いたことがあるだろう。

　がん患者さんの痛みをとるなどの医療に専念し、本人の意思を最大限に尊重し、その最期をゆっくりと看取るという施設・制度である。しかし、がんで亡くなる年間約三〇万人の人々のうち、こうしたホスピスで最期を迎えられる患者はたった四パーセント（二〇〇二年現在）に満たないとの報告もある。がんでさえまだそういったお寒い状況である。まして、高齢者の終末期を担う場所はない。

　現在、日本の病院は、大学病院や県立病院、市民病院のような公立病院が中心の一般病床と慢性期の患者さんが入る療養型病床がある。この療養型病床はさらに医療保険対応のものと介護保険対応のものの二種類がある。ほかにも精神科病床、結核病床などがあるが数は少ない。この慢性期の患者さんを療養型病院が高齢者の終末期を担うのではないかと思われるかもしれないが、そうではない。ほとんどの人は一般病院の四人部屋の病室の片隅で最期を迎えるか、もう一度急性期病院（一般病床）に運ばれて最期の数日を医療尽くしの中で過ごすか、これが現実である。このほかに介護施設として老人福祉施設（特別養護老人ホーム（特養））や老人保健施設（老健）があるが、ここに至っては医療が手薄になる分、きちんと高齢者の終末期を診ることは難しい。さらには、高齢者が終末期を迎える環境としての部屋の問題がある。そして、これらの病院・施設側に共通する最期の看取りに対する「理念」の欠如という大問題が控えている。

二〇〇六（平成一八）年の制度改革で、介護保険対応の療養型病床が廃止されることが決まった。これによって、いわゆる「社会的入院」と言われている約一三万人の人たちが行き場のない高齢者としてはみ出す。医療がほとんど必要なく、家に帰ろうと思えば帰ることができるが、なんらかの理由で入院を余儀なくされている人々である。帰りたくても帰ることができないこの人たちの受け皿をどうするのか。家族が受け容れを拒否する場合も多く、この療養病床に入院していた人たちが、家に戻るのは、本人にも家族にも辛いものがあろう。

一九六〇（昭和三五）年頃、七割の人が在宅で亡くなっていた。その在宅死と病院死の人数の割合が逆転するのは、一九七七（昭和五二）年頃のことである。そして現在は、八割の人が病院で亡くなっている。昔は、みんな家で最期まで看取っていたということがよく言われ、最近では病院でしか死ねないことがいかにも悪いことのように言われることがあるが、本当にそうだろうか。

国民皆保険が導入され、低負担かつ医療へのフリーアクセスが保障され、多くの人が医療の恩恵に預かったことは間違いない。その中で国民の医療依存が次第に高まり、自宅で死を看取るという知識や技術といったものも次第に失われた。確かに家で死にたいという高齢者は多い。しかし、現実問題として患者さんに痛みや苦しみがあり、家族の負担が非常に大きい場合などは在宅に固執しないとも言われる。

在宅での終末期ケアは家族の経済的、心理的負担、家のスペースというハードの問題もある。確かに団地住まいで一つの部屋を療養のために独占するのは困難であろうし、現在の医療を提供するシステムの問題など、多くのものが有機的にかみ合わないとこれは難しいであろう。

今、医療の場に求められているものは、医療の必要な人には必要な医療を、社会的な入院が必要な人には生活の場を、在宅の気軽さが欲しい人にはその環境を、病院の安心感が欲しい人には安心を、そして、それを二四時間三六五日提供できるシステムと、さらに言えばこのシステムを支える新しい「理念」であろう。

高齢者の求めているものの内実は、一つには、病院の安心感に支えられた自宅の自由さ、いってみれば、好きな時に起き、好きな時に寝て、好きなものを好きなだけ食べる、だろう。もう一つは、医療従事者たちへあるお年寄りが発した次のようなの言葉に尽くされている気がする。「なんであんたらは、医療だ介護だ福祉だといっては、いろんなところをたらいまわしにするのか。『それ』が、医療だろうが、介護だろうが、看護だろうが、福祉だろうが、必要なときに、必要なサービスを、より良く提供してもらえれば、『それ』が何に属してようとも、何と呼ばれていようとも、わしらには関係がない」と。

病院ではない、施設でもない、かといって自宅でもない、地域社会にそうした新しい仕組みを試みる時期に来ているのではないか。住みなれた地域にあって、とりわけ高齢者の終末期をしっかりとサポートするシステムづくりは焦眉の急である。それが整えられないかぎり、高齢者は安心して最期まで生きていくことができない。

先に述べた二〇〇六（平成一八）年の医療制度改革で療養型病床廃止に代わるものとして「在宅支援診療所」という制度が新設された。この問題点を検討してみよう。この制度は読んで字のごとく、在宅療養を支えていく仕組みである。

社会には多くの診療所、クリニックがある。多くは、外来といって「外から来る」人が中心になっている。皆さんも調子の悪い時は、とりあえず自ら出向くだろう。医療側も患者さんが来てくれるほうが効率が良い。五軒の家を回るより、五人の患者さんが次々に診察室に入ってきてくれるほうが楽である。一日五〇人の外来なら可能だが、五〇人の往診は不可能である。当然、往診は敬遠されがちになる。もともと往診をする料金設定（これを診療報酬という）は高く設定してあるが、この在宅支援診療所はさらに往診料を引き上げた改定となっている（「往診」については後述）。しかし、その運営は、設立・運営条件を見るかぎり、かなり厳しく見える。

まず、在宅での診療は一開業医が片手間に始められるようなものではない。少なくとも数名の地域の開業医がネットワークをきちんと組まないと本格的な活動はできない。二四時間三六五日、患者さんの家にいつでも連絡が取り合える医師・看護師の氏名を知らせておくというのはまず至難の業である。医師も生身の人間であって二四時間拘束を続けられるわけがない。在宅診療に特化し、多くの医師・看護師を抱えなければ不可能である。

この制度はいってみれば、社会の一つの地区を病院に見立て、地域の各家が病室として、そこに必ず当直の医師と看護師を置けということであろう。病院を地域に押し出しただけである。都会のような需要の多いところならまだしも、地方の小都市、田舎の小さな診療所では維持がなかなか困難であろう。また、そこが病室というなら、集中治療室もいるだろうし、緩和病棟もいるだろう。在宅支援診療所で医療や看護だけ充実させても、それを受け容れる「もの」も一緒に考えていかなければシステムとして不備である。

物語／ナラティブ

医学は科学である、少なくともそのように私は医学を学んできた。人体の構造や機能の解明、病気の原因の追究は、医学の進歩とともに日進月歩である。これは誰も否定しがたい事実であろう。大学の講義では、病気の生物学的なメカニズムについては詳しく学んだが、その時、病んでいる人が誰かということは男女の区別ぐらいであって、それ以上考える必要性はなかった。脳梗塞を学ぶ時、脳梗塞になった人に家族が何人いて、娘さんが最近結婚したばかりで云々など、そうしたことは「病気」の理解にはどうでもよかった。そのような情報はかえって正確な診断を誤らせる要因になる、患者さんと深く関わり合うことは判断を迷わせることもあると教わった。

しかし私が臨んだ現実の医療の現場では、医学という純粋に科学的な領域と、臨床という何とも人間臭さが漂う領域とが心の中で葛藤し、しっくりといかず、医学は科学と割り切ろうとしても目の前には生《なま》の人間が立ちはだかるということが多かったように思う。医療は社会的な実践である。人と人との関わり合いの中で繰り広げられ、織り成されていく物語である。ゆえに、医学・科学だけでは絶対に支えきれない。

物語 1 ひざの痛いおばあちゃんが外来に来る。

「お年のせいで、少しひざの骨が変形したために痛いのですよ。この薬とこの薬を飲んでみてくださいね」と丁寧に説明する。「ありがと、先生。助かった」

二週間後に再診する。「どうですか?」「いやね、先生。この前温泉に行ったとき、一緒にお風呂に入ったおばさんがやっぱり私とおんなじ症状で、近くの、あなんたんの水、という湧き水を飲んだらとってもよくなったという話を聞いたんですよ。それで、早々嫁に取ってきてもらって、毎日かかさず飲んでみたんですよ。そしたら、なんと、日に日にひざが軽くなって、ようきますわ」「あ、もちろん先生の薬も飲みましたけど、半分にしておいたよ」「今日もその薬ちょっこ、もらって行こうかね」

「薬」と「あなんたんの水」、どちらの効果があったのか、本当のところはわからない。

少なくとも多くの医者は水の効果を否定するだろう。「効果」というのは科学的に証明されたものという暗黙の(当たり前の?)「決まり」がある。

では、このおばあちゃんの話は、科学的な根拠のない作り話なのだろか。彼女は医師の勧めた薬より、「あなんたんの水」を飲んで痛みが薄れたと、自分の心中では「納得」しているのであろう。ここには、物語的な理解がある。おばあちゃんは「物語的理解」=「納得」している。

ものごとを単に「理解」することと「納得」することは違う。今の話、理解できないが、「そういうこともあるかもね」と納得できる人は多いのではないだろうか。私たちも通常はそうした納得を中心に生きているのではないだろうか。

こうした物語的な理解（納得）がもっとも必要な場が、高齢者の終末期ではないだろうか。患者さんは、長い年月の人生という物語を自ら作ってきた主人公である。その間にいろいろな出来事があったはずである。その人の価値観も、家族との関係も、その物語の中でそれぞれ実に多様なはずである。

医療スタッフは、そうした患者さんの人生の最終章としての終末期にどうのように関わっていけばいいのか。科学的（医学的）に正しい処置を一様に全員に施せばいいというものではない。その一人の人を取り囲む「事情」の多様性を一つの物語として理解（納得）できることがスタッフには必要になる。それぞれの人が抱えている個別の事情をどれだけ理解し、ケアの中に組み入れられるかが、医療の質を決めるであろう。

物語　2　ここに自分で目の前の風景を変えることができない寝たきりの人がいる。何も語らない。自分で自分のことを決めることは何一つできない。ＡＤＬ（日常生活動作のこと）はすこぶる悪い。すぐに亡くなることはないだろうが、そう長くは生きられないだろう。しかしそこには、ただ「名無しのごんべいさん」が転がっているのではない。八〇余年の人生を刻んできた一人のかけがえのない命があるのだ。傍らにはひたすら話しかける家族がいる。それを見ながらケアする医療スタッフがいる。この現場では常に何らかの人と人との関係が形成される。ただそこに在る（being）だけでいい、という感覚が浮かび上がる。私たちは患者さんの人生の最終章に、その関わり合いの中で人生の物語をお互いに書き綴っていく。高齢者終末期医療の現場における「尊厳」とはそうしたものであろうと私は思っている。

物語　3　ある患者さんが肺炎になる。もう意識もない。家族は、高齢でもあるし人工呼吸器の装着などの積極的な延命は必要ない、と主治医には伝えてある。しかし、家族はしきりにあとどれくらいもつのかを気にしている。いよいよ呼吸状態が悪くなって主治医は最後にもう一度話をする。すると家族は意向を翻《ひるがえ》して、今度は人工呼吸器も装着して徹底した延命治療を希望する。

A医師は、こうした状態での集中治療は医学的な適応のないことを家族に何度も話す。家族は了解し、翌日、そのまま患者さんは亡くなられた。

B医師は、ふと、考える。「なぜ」だろう。そして、家族にどうして考え方が変わったのかを聞く。家族はうつむき加減で話し出す。「実は、三日後に娘の結婚式があります。患者の孫に当たるのです。世間体を気にしていると笑われるかもしれませんが、予定通り結婚式を済ませ、ぜひ新婚旅行に送り出してあげたいのです。その後であれば何があっても……。父もそれを望んでいると思うのですが。これっていけませんか」という。

いろいろな展開がある。しかし、家族の言葉の「語り」を聞いてはじめて私たちは「納得」し、家族の意見の変化を「理解」したと感じるわけである。こうした物語的な理解は臨床の多くの場で経験される。

この私のいう理念とは、このような臨床の現場で、日常茶飯に行われている患者さんと、または患者さんの家族と医療スタッフとの間で繰り広げられている物語の中で考えてきたものである。また私が医療スタッフ全員で共有したい「感性」でもある。

病院という環境

団地やマンションのエレベーターに乗るとき、いつも考えることがある。

「このエレベーターに救急車の患者さんを運ぶストレッチャーは入らないだろうな。まして、棺桶は、どうするのだろう……。最後は誰かが、かついで降りるのかな」

そんなことを考えるのは私だけだろうか。最近では、そのような時のためにエレベーターの奥に小さなドアが取り付けてあるという話も聞くが、じっさいのところはわからない。

「生活」のために工夫された住居は多いが、人が死ぬことを前提にしてつくられている家やマンションなどはほとんどない。八〇パーセント以上の人が病院で亡くなる現在ではそれも無理のないことなのであろう。

しかし、そんな時代だからこそ、人が死ぬことを前提にした「家」を、建物という観点から考えてみる必要があるのではないだろうか。

建物という観点から病院を考えてみよう。

病院は八〇人から一〇〇人程度のベッド数の建物を建て、「さあ、どうぞお入りください」という、いわゆる「箱物」受け容れ方式が主流であった。その多くは多人床(四人部屋、二人部屋)であり、個室は別に差額個室料をとられる。最近の施設では個室化が進んでいるが基本的には箱物が、まだかなり残っている。こうした施設、病院に入ってまず気がつくのは、まっすぐな廊下に沿って四角い部屋が雑然と並んでいることである。人はそれをハーモニカと呼び「学校」と似ていると指摘する。病院のスタッフも学校の先生のようであって、入院・入所者に対して「……してはいけません」「……しなさい」などの対応をしている。四人部屋で、ポータブルトイレで用を足すのは本当に勇気がいる。いくらカーテンを閉めても、そういう時の他人の視線は気になる。また病院にお見舞いに行って、他の患者さんの姿を見ることなしに目的の部屋にたどり着くのは不可能に近い。箱物病院はプライベート（個人的な）部分とパブリック（公共的な）部分が混在していてうまく配置されていない。

こうした病院・施設では、入所者・入院者の起床は六時、朝食は七時、昼食は一二時というようにほとんどが決まっている。今日は眠いので朝ごはんはいらないから九時まで寝ていたい、ということは許されない。高齢者にかぎらず、個人には固有のペースというものがあるが、それが認められない。入浴もほとんどの施設が昼間である。昼風呂が好きな高齢者もいるかもしれないが、一般的には夕方のたそがれ時から夜にかけてお風呂に入るのが普通ではないだろうか。在宅では夏にはお風呂に入った後、甚平でも着て夕涼みといった風情はよく見かける風景だが、施設では見ることはできない。ケアする側がそういった生活時間のズレ感覚を失っている。それ自体が大きな問題である。入所者・入院患者のことを考えて、といいながら、自分たちの都合に合わせていることがどんなに多いことか。私たちはまずマヒした感覚をとりもどすことから始めなくてはならない。ケアの質は、スタッフの問題以上にこうした病院という環境に依拠し、決定づけられていることを決して忘れてはいけない。

ここで、人が亡くなるという終末期における環境について考えてみよう。最低限必要な環境は限りなく「家」に近い個別の「部屋」ではないだろうか。まず、家族が誰の目も気にすることなく、休んだり泊まったりすることができなければならない。四人部屋の一角で、他の患者さんやその家族に気兼ねしながら、小さくなって看病したり、最期を看取る家族がいかに多いことか。病院などでは通常、ベッドの脇には床頭台という簡単な家具が置いてあることが多い。そこにある約四〇センチ四方程度の狭いテーブルでお惣菜を食べている家族の後ろ姿はあまりにも哀しい。

最期の場面でも、病室で他の患者さんと隔てるものはカーテン一枚、一応区切られてはいるが決してあたりの人の気配は消えない。認知症の人の意味不明な奇声や独語が聞こえてくることもたびたびある。「お亡くなりになりました」と最期の言葉をかける環境がこれでいいのか、死を迎える人の尊厳は、という思いを強くするのは私だけではないだろう。

このような現状で、病院ではまだまだ全室個室は少ないが、今後は個室環境が主流になっていくものと思われる。特別養護老人ホームでは新型特養は全室個室になっている。またケアサポートを受けられる有料老人ホームや高齢者専用賃貸住宅も年々増え続けている。しかし病院以外、医療サポートを終末期まできめ細かく受けることができる住宅系のものは全国でも少ない。まして、終末期に特化した環境を提供する施設はあまり例がない。老人ホームに住み替えたとしても、最期をそこで迎えることができるかどうかは保障のかぎりではない。意に反して、最後の最後に救急車で病院に搬送されいたずらに延命措置を受けるというような状況も考えられる。これでは終の棲み処とは言えない。

ナラティブホーム

「ナラティブホーム」、これは私が作った造語である。

「ナラティブ」という言葉は「物語」「語り」という名詞的な意味と出来事を「語る」という形容詞的な意味を持っている。その基本的な概念は科学の持つ普遍性・論理性・客観性に対して、近代科学が無視し、軽視し、果てしなく見えなくしてしまった現実を「言葉」「語り」「物語」という視点から再構築することとされている。

前述したように臨床の場は、科学的理解と物語的理解が混在し、その葛藤のバランスの上に成り立っている。それを医療スタッフ全員が理解した上で、ナラティブ／物語の主人公であり担い手でもある高齢者の終末期に関わっていこう。そういう気持ちを込めて、この場所を「ナラティブホーム」と名づけた。ナラティブホームは、病院の安心感と在宅での個別性、自由さを兼ね備え、「終末期の患者と家族とがその物語を語り続け、安らかな最終章を迎えることのできる空間」をイメージしている。「ナラティブホーム」は、こうした高齢入院者の環境としての「個」とその物語的理解という理念を中核として最期の看取りまでをバックアップする一つの挑戦である。このようにナラティブホームは必要な医療や介護を、必要な時に、必要なだけ提供し、最期の看取りまでを想定しているが、現在の医療・介護制度の中ではどのような位置を占めるのか。病院や施設ではなく、単なる居宅や集合住宅でもない、それらの機能を合わせ持つ第四の形態と考えていいだろう。

ナラティブホームの具体的なイメージのヒントは、私の学生時代の下宿生活であった。私が高校を卒業して富山に来たのが一九七七（昭和五二）年のことである。その頃の学生下宿は六畳一間で、廊下とは薄いドア一枚で仕切られている程度の簡単なものであった。部屋数も今のマンションと違ってせいぜい一五人程度のこぢんまりとしたものが多かった。炊事、洗面、洗濯、風呂、電話はすべて共同である。二四時間三六五日、誰かの気配を感じ、それでいて狭いながらも自分の空間がある。この昔の「下宿」「寄宿舎」は、見方を変えれば、病院や施設に環境が似ていないだろうか、しかも全室個室である。ここに必要な医療や介護がそろえば、今の病院・施設以上の環境となるのではないか、と……。

ナラティブホームを考え始めた五年ほど前には、アパートを建ててそこに患者さんを集めて往診したりすれば、それはすぐに実現するだろうと高を括っていた。なぜ誰も試みないのだろうという疑念すら抱いていた。ところが、じっさいに具体的なナラティブホーム計画を立て進めていくとたちまち制度の壁にぶつかった。その障害は大きく分けて二つある。一つは、在宅診療は一対一が原則であり、集団での医療や看護・介護の提供を厳しく制限していることである。ナラティブホームの構想は一つのアパートに重症の患者さんが集まるという特性を持つ。そこでそれぞれにきちんと個別のサービスの提供が行われたとしても全体として集団へのサービス提供と区別がつきにくい、認められない可能性がある。もう一つは医療保険と介護保険の二つの保険を併用して利用することへの制限が多いということである。ナラティブホームは「必要な時に必要なサービスを」ということが前提だ。医療サービスと介護サービスの併用利用の制限はサービスの質の低下を招いてしまう可能性がある。いくら利用する患者さん側が医療も福祉も介護も関係ないといっても、提供する側にはきっちり規制がかかっている。医療機関が好き勝手にやって報酬を得ていたのでは、確かにやり方によっては不正なぼろ儲けになる。

もう少し具体的に考えてみる。たとえば特別養護老人ホームに医師が行き各部屋に顔を出し、「おはよう、元気ですか？ お薬出しておきますよ」といって、そのすべての人からお金をとったとしよう。このお金のおもなものは「往診料」と言われるものだが、二〇〇七年五月の時点で一回につき何と六五〇〇円である。じっさいに患者さんが支払うのはその一割や三割であるが、総額としてはこれだけの額の収入となる。一日五〇人をさーっと回ったとして約三二万円である。一二日も行けば四〇〇万円になる、どうだろうか。

ちなみに、「往診」とは患者さんの要望に応じて不定期に行われる医療行為であり、風邪をひいたから診てほしい、という電話で患者さんのお宅に診に行くような場合である。それに対して、いわゆる寝たきりで週一回は必ず状態を診に来てほしいと頼まれた場合には、計画性のある診療となり「往診」ではなく「訪問診療」と呼ばれる。これは原則として週三回を限度としている。したがって「定期的に往診に行く」というかたちは現在の制度上はあり得ないのである。この「訪問診療」、つまり計画的に行う診療は「居宅」にしか認められていない。仕組み上、特別養護老人ホームはもとより、ケアつき有料老人ホームに定期的に医師が訪問して医療を提供することができないのである。正確に言えば、医師が訪問し診察しても「訪問診療料」を算定できないから、その分の支払いはない、医師はお金がもらえないのである。また、複数の患者さんが同じ家に住んでいれば、二人目からは「往診」「訪問診療」のどちらも請求することができない。一軒の家に出向いて、おばあちゃんとおじいちゃんを診察しても、一人分しか「往診料」、または「訪問診療料」がもらえない。ましてや近所のお年寄りを集めて何人診ても、一人分しかもらえない。このようにシステムとしてわざわざ患者さんの家に出向くという時間や経費を考慮した上での診療報酬なのだ。

特養のような施設では基本的な医療管理は嘱託医との契約で行うことになっている。したがってその嘱託医が診察をした際には往診料はもとより診察料も請求できない。看護師さんが訪問する「訪問看護」でも同じことが言える。一対一が原則であり、集団看護も病院以外では基本的に認められない。意外に思われるかもしれないが、病院は集団でのケアを前提にしている。それは、よく病院の入り口に貼ってある、「当院は基準看護七対一です」という掲示に示されている。患者さん七人に対して一人の看護師がいますよ、という意味で何人かをまとめて看護させていただきますというお知らせであり、これは国の決めた基準でもある。

近年、全国的に老人ホーム類似施設でしばしば問題が起き、介護保険のサービス事業者認定を取り消されたり、不正請求を摘発されたりした事例もある。介護士がアパートに出向き、四人のおむつ交換などの訪問介護を二時間ほどでまとめて行い、「一人三〇分」行ったとして請求し摘発されている。訪問介護の料金は、あくまでも個別に行った介護に対する報酬であって、これを理解していないために起こった事件である。

こうした昨今の事例に鑑みてナラティブホームが集団での医療、看護、介護とみなされると無認可の病棟ではないかとの批判も出てくる可能性がある。したがって、ナラティブホームは各戸が独立した家であるという条件と個別のサービス提供であるということを、何があっても満たさなくてはならない。

多摩ニュータウンの団地は、各家独立した「家」であり誰も施設だとは言わないだろう。
特養のような施設とは何が違うのか、住んでいる人の健康度や年齢だけとは思えない。そこで「居宅」や「家庭」に相当するものとは何かを制度の面から考えてみる。制度上は病院および診療所など「保険医療機関」以外の「集団で生活する施設」を「居宅」や「家庭」とみなしている。さらに具体的には、「入居させる」事業者と「医療・介護等を提供する」事業者と「食事を提供する」事業者が実質的に同一ではないことである。アパートを経営する人、医療や看護・介護サービスを提供する医療機関や介護サービス事業所、食事を提供するサービスがそれぞれに独立したものであることが必要である。しかし、最近急増している、いわゆる「介護付」といわれる有料老人ホームやケアハウスは、施設内に職員が常駐し、入居者に介護を提供し、その分の介護費用を介護保険から受けとっており、前述の条件からしても居宅とはみなされない。これらは「特定施設」と呼ばれている。医師や看護師が配置されている介護老人保健施設、特別養護老人ホームなどは同様に居宅ではない。

では、病院と自宅の両極以外で高齢者が生活を継続していける住宅や施設の提供状況についてみてみよう。二〇〇六年のデータでは、自立者向けが二二万戸、介護が必要な人向けが一〇一万戸、合わせて一二三万戸（床）がある。このうち特別養護老人ホーム、老人保健施設、介護療養型医療施設の介護保険三施設が八二万床で、全体の六七パーセントを占める。この施設偏重の状況こそ、国が対策に向けて本腰を入れ始めた大きな根拠となっている。一方、六五歳以上の高齢者数に対する住宅・施設戸数の割合（供給率）となると、たかだか四・八パーセントにすぎず諸外国に比べるとかなり低いのが実情である。

介護保険三施設以外のものとなると、一番有名なのは有料老人ホームであろう。そのほかにはケアハウス、高齢者専用賃貸住宅（高専賃）などがある。高専賃は、二〇〇五年一二月から厚生労働省ではなく国土交通省管轄の制度である。高齢者の入居を拒まず一棟全部が高齢者専用の賃貸住宅である。有料老人ホームのような多額の入居一時金も不要であり、入居のための敷居は低い。有料老人ホームも二〇〇六年四月の老人福祉法改正で定員要件が撤廃され、また提供するサービスの充実が図られた。この有料老人ホームは要介護者を対象とするのかなどの条件により、「介護付き」「住宅型」「健康型」の三つに分類される。

しかし、何でもかんでも建てられるわけではない。じっさい、建設の許可が下りなくて困っている都道府県も多い。こうした住宅・施設系を建てるに当たっては総量規制という問題がある。市町村には第三期介護保険事業計画というものがあり、二〇一四年度時点での施設・居住系サービスの整備目標について要介護認定者（要介護二から五）の割合が三七パーセント内に収まることを基準としている。すなわち、地域でこの参酌標準値（国が示す介護保険サービス量の標準値）を超えた場合には、新たな施設の開設認可が下りなくなってしまう。同時に、都道府県は施設系の給付費の一部を負担しているが、その負担割合が一二・五パーセントから一七パーセントへと増えており、施設の増加が地域の費用負担増を助長するために、建設の規制を行わざるを得ないことも大きな障害になっている。現在の介護保険対応の療養型病床は平成二三年度末、つまり二四（二〇一二）年三月で廃止されるが、その多くは老健や特定施設へ転換・移行することになると思われる。国もそのような誘導を行っている。一方、三七パーセントの参酌基準は二〇〇九年頃の見直しが見込まれているが、規制強化で新たな施設を開設しにくい現状にある。しかし、その中でも自治体の参入規制の緩い「住宅型」有料老人ホームが一つの狙い目になっている。これらの観点からナラティブホームの方向性を探ると、現段階では高齢者専用住宅、つまりサービス提供をすべて外部事業者に委託するタイプの施設運営がもっとも望ましい。

ナラティブホームはあくまでも「居宅」である。そのためには家、食事、医療・介護サービスから、理念を同じくする三人の登場人物が今後必要であることはおわかりになろう。

今後は流れとして、ケア付き有料老人ホームや高齢者優良賃貸住宅などの居宅系のものが増えていくことは間違いない。また、老健や特養で最期を迎えることも稀ではなくなる時代が必ずやってくる。

ナラティブホームは、必要な介護は介護保険から、必要な医療は医療保険から提供する。終末期の人が入居しても、安心して暮らせるように種々の事業所が連携を取り合いその環境を提供できる仕組みを備えている。どのサービスをどのように使うかは個人の問題であるが、たとえば、在宅で頑張ってきた患者さんがそろそろ状態も厳しいし、家で看取るのも家族が不安、かといって病院はどこも満床だし入院もさせたくない、というような場合にはこの一室に住み替えるという選択肢を提供する。そこで、在宅の主治医として最後まで看取るというのもこれからの家庭医としての役割の一つであろう。

「ナラティブクリニック」の構想

それは在宅専門の診療所（ナラティブクリニックと仮称する）である。そのためには、地域の開業医との連携が必要である。数名の開業医でチームを組み、全体で在宅支援診療所のネットワークをつくる。当然その中心になるのがナラティブクリニックである。ここは外来診療を一切行わず在宅医療に特化する。そのことにより、外来患者さんの取り合いのような開業医との問題は起きない。さらに多くの開業医は外来診療を行いその合間に訪問診療や往診を行っているために、外来の途中や夜間に往診を頼まれるとなかなか対応できないのが現状である。そのような時には、ナラティブクリニックは夜間、休日の緊急対応を連携の開業医の先生にお願いし、患者さんにただちに対応できるのが大きなメリットとなる。また連携を組んでいる診療所は、すべて在宅支援診療所としての診療報酬を請求できるというメリットも大きい。現在の在宅支援診療所が二四時間三六五日の対応をどの程度真剣に考えて申請しているのかわからないが、とりあえず電話指示で夜間は総合病院送り、のような軽い考えで対応をするようであれば意味がない。

こうした一方で在宅専門のクリニックは次第にその数を増してきていると思われる。東京の北千住でじっさいに地域の診療所と連携して二四時間三六五日の対応を一〇年以上も前から実施して、経営もさることながら、住民から絶大の信頼を受けているすばらしい先生もおられることは励みになる。

次に、在宅でのケアの中心を担っているのは間違いなく看護師であり介護士である。彼ら／彼女らは在宅支援では忘れてはならない。事実、在宅では医師はあまり主導権を主張しないほうがいい。そうした彼らが所属し、彼らを派遣する、ナラティブクリニックと連携して動く訪問看護ステーション、ホームヘルパーステーションの整備が必要である。看護師、介護士は責任も重く大変な仕事ではあるが、その仕事をやりがいのあるものにしていかなくてはならない。

今、看護師や介護士はひたすら忙しく病棟や施設内を走り回っている。そしてどんどん疲弊し燃え尽きていくか、業務の中に埋没し、ただこなすだけの仕事に慣れていってしまうという現実がある。また、労働としての環境もすこぶる悪く、介護士の給与を考えても職業として選び生計を立てていくにはあまりにも低い賃金体系である。結婚し子どもを育てていくなどの将来設計は到底できない。今後も介護の需要は大きく増大することは間違いない。無料であった家族介護の延長線上での介護力では限界が見えている。確かに、若い介護士が年々増加し男性の割合も増えてきているが、労働環境の整備をし、雇用の拡大を行っていかないかぎり将来は見えてこない。

そしてハードの問題。ナラティブホームの土地、建物、これを管理する人が必要になる。じっさいにナラティブホームの運営として考えられるのは、空いた土地の資産活用として不動産・建設業者による一括借り上げによるアパート経営方式があるが、全体の規模を考えるとても個人で行う事業ではない。

ナラティブホーム構想は、見てのとおり、とても一人ではできない構想である。

その理念については最初に述べたように、高齢者の人生の最終章をその人の物語として理解し援助したいというものである。そのためには、さまざまな分野の人たちが手をつなぎ、共同して作り上げていいかなければ実現できない。ポツンと一軒のアパートをつくってみても一〇年ともたない。早い話、私が死んだらそこで終わりである。そうした個人商店的なものでは意味がない。二〇年、三〇年先でも、その理念は色褪せず、地域社会での事業として存続していけるものを目指さなければならない。

ナラティブホームは、医療、福祉を手がかりに、地域の住民、さらに行政や産業を巻き込んで、各々がつながることが必要であり、これが一つの目的でもある。地域の連携が叫ばれて久しいが、本当の意味での連携がとれているところは少ない。「連携」という抽象的な言葉だけが先行している。「医療、福祉を手がかりに」と記したが、福祉の限界は、最後の必要な医療という分野でなかなか手を結べないことであろう。「福祉のターミナルケア」という言葉を聞くが、ターミナルケアには医療も福祉もない。あえて「福祉」というのは、医療側を意識したからであろう。一人の人生の終わりに、福祉だ、医療だ、とこだわりを持つこと自体が提供する側のおごり以外の何ものでもない。必要なものを、必要な時に提供できれば、それを何と呼ぼうと利用する人には関係ない。

行き場のない高齢者はこれからどんどん増えてくる。超高齢化社会を迎えているこの日本で、高齢者の人生の最終章に手を差しのべる援助を、その「死」を見つめながら、科学的理解と物語的理解のバランスを保ちながら実践する場を早急に構築しなくてはならないだろう。

人それぞれに物語があり、その周りにそれを大事にしたいと考える家族の想いがある。その人の歴史を知り、理解すること、そして寝たきりになって、自分のことを自分で語れなくなった人の物語を補完し完成させる関係性（患者対家族・医療者）を作り上げていくこと、それが人間に「尊厳」を持って接するということであろう。それはこれからの高齢者医療の核心をなす。

ナラティブホームの使命はこのように、「いのち」について深く考え高齢者と関わっていくことである。最後に、ナラティブホーム完成のあかつきには、その入り口に掲げる言葉をここに引用しておきたい。

ナラティブホーム
そこには人生の最終章を
家族と共に
ゆっくりと、安心して過ごせる空間がある
ただ傍らに在り
温もりを感じ
声なき声を聴け
ただそれだけでいい
ケアの原点は
心象の絆の中にある

執筆者紹介

日笠 晴香（ひかさ・はるか）

1981年生まれ。東北大学大学院文学研究科博士課程後期3年の課程。

論文：「一つの人生か別の人格か―事前指示の有効性をめぐって―」（『医学哲学・医学倫理』第25号掲載予定）。

研究テーマ：医療における意思決定（自己決定と代理決定）に関する哲学的問題の中でも、現在は特に、認知症の場合の事前指示について考えています。

会田 薫子（あいた・かおるこ）

1961生まれ。東京大学大学院医学系研究科博士課程。

論文："Withdrawal of care in Japan"(The Lancet).

研究テーマ：延命治療の差し控えと中止に関わる問題を中心に終末期医療について研究しています。過少でも過剰でもない医療の提供体制の実現に資するべく、実証研究に取り組んでいます。

竹之内 裕文（たけのうち・ひろぶみ）

1967年生まれ。静岡大学創造科学技術大学院・農学部（兼任）准教授。

著書：『哲学の問題群 もういちど考えてみること』（共著、ナカニシヤ出版、2006年）

研究テーマ：生命倫理学、環境倫理学、臨床死生学の諸課題について、これら既成学問分野の枠組みにとらわれることなく、「いのちのネットワーク」という視座から研究を進めています。

田代 志門（たしろ・しもん）

1976年生まれ。日本学術振興会特別研究員PD（東北大学大学院文学研究科）。

論文：「地域社会におけるホスピス運動の多元的形成と展開―岡山の事例にみる3つの「理念」の競合」（『保健医療社会学論集』16(1)、2005年）。

研究テーマ：現在は、終末期がん患者の社会的・心理的サポートのあり方について、特に在宅のケースを念頭におきながら、社会学的フィールドワークをもとに考察を進めています。

西本 真弓（にしもと・まゆみ）

1963年生まれ。阪南大学経済学部准教授。

論文：「介護が就業形態の選択に与える影響」（『季刊家計経済研究』70号）

研究テーマ：結婚、出産・育児、介護など。近年における結婚の現状や動向、女性の就業と出産育児が家族の就業に与える影響などを研究している。

吉田 あつし（よしだ・あつし）

1958年生まれ。筑波大学大学院システム情報工学研究科教授。

論文：「1997年自己負担率の改定と歯科サービスの需要及び供給の変」（『医療と社会』第13巻4号、2004年、川村顕共著）

研究テーマ：医療・保険システムについて経済学の見地から研究を行ってきた。医療提供者や患者がシステム変更にどう行動を変えるか分析している。

佐藤 伸彦（さとう・のぶひこ）

砺波サンシャイン病院副院長。

論文：「医療の現場―何故、今、クリニカルガバナンスなのか」

研究テーマ：高齢者の終末期をナラティブという視点から捉えなおし、日本人の死生観にあった新しい形の高齢医療（看取りの医療）の創設を目指して、ナラティブホーム構想を展開中。

編者紹介

清水　哲郎（しみず・てつろう）

1947年生まれ。東京大学大学院人文社会系研究科次世代人文学開発センター・上廣死生学講座・教授。

著書：『医療現場に臨む哲学』（勁草書房、1997年）ほか多数。

研究テーマ：医療現場に臨み、患者・家族および医療従事者たちと共に、意思決定の進め方（臨床倫理学）や、死生をめぐる価値の問題（臨床死生学）を中心に考えています。

【未来を拓く人文・社会科学シリーズ03】

高齢社会を生きる――老いる人／看取るシステム

2007年10月20日　初版　第1刷発行　〔検印省略〕

＊定価はカバーに表示してあります

編者©清水哲郎　発行者　下田勝司　印刷・製本　中央精版印刷

東京都文京区向丘1-20-6　郵便振替　00110-6-37828

〒113-0023　TEL 03-3818-5521（代）　FAX 03-3818-5514

発行所　株式会社　東信堂

E-Mail tk203444@fsinet.or.jp

Published by TOSHINDO PUBLISHING CO.,LTD.

1-20-6,Mukougaoka, Bunkyo-ku, Tokyo, 113-0023, Japan

ISBN978-4-88713-791-2　C0330

「未来を拓く人文・社会科学シリーズ」刊行趣旨

少子高齢化、グローバル化や環境問題をはじめとして、現代はこれまで人類が経験したことのない未曾有の事態を迎えようとしている。それはとりもなおさず、近代化過程のなかで整えられてきた諸制度や価値観のイノベーションが必要であることを意味している。これまで社会で形成されてきた知的資産を活かしながら、新しい社会の知的基盤を構築するためには、人文・社会科学はどのような貢献ができるのであろうか。

本書は、日本学術振興会が実施している「人文・社会科学振興のためのプロジェクト研究事業(以下、「人社プロジェクト」と略称)」に属する14のプロジェクトごとに刊行されるシリーズ本の1冊である。

「人社プロジェクト」は、研究者のイニシアティブを基盤としつつ、様々なディシプリンの諸学が協働し、社会提言を試みることを通して、人文・社会科学を再活性化することを試みてきた。そのなかでは、日本のあり方、多様な価値観を持つ社会の共生、科学技術や市場経済等の急速な発展への対応、社会の持続的発展の確保に関するプロジェクトが、トップダウンによるイニシアティブと各研究者のボトムアップによる研究関心の表明を組み合わせたプロセスを通して形作られてきた。そして、プロジェクトの内部に多様な研究グループを含み込むことによって、プロジェクト運営には知的リーダーシップが求められた。また、プロジェクトや領域を超えた横断的な企画も数多く行ってきた。

このようなプロセスを経て作られた本書が、未来の社会をデザインしていくうえで必要な知的基盤を提供するものとなることを期待している。

2007年8月

人社プロジェクト企画委員会
城山英明・小長谷有紀・桑子敏雄・沖大幹

東信堂

責任という原理—科学技術文明のための倫理学の試み	H・ヨナス 加藤尚武監訳	四八〇〇円
主観性の復権—心身問題から『責任という原理』へ	H・ヨナス 宇佐美・滝口訳	二〇〇〇円
テクノシステム時代の人間の責任と良心	H・レンク 山本・盛永訳	三五〇〇円
空間と身体—新しい哲学への出発	桑子敏雄	二五〇〇円
環境と国土の価値構造	桑子敏雄編	三五〇〇円
森と建築の空間史—南方熊楠と近代日本	千田智子	四三八一円
感性哲学1〜7	日本感性工学会感性哲学部会編	
メルロ＝ポンティとレヴィナス—他者への覚醒	屋良朝彦	三六〇〇円
堕天使の倫理—スピノザとサド	佐藤拓司	二八〇〇円
〈現われ〉とその秩序—メーヌ・ド・ビラン研究	村松正隆	三八〇〇円
省みることの哲学—ジャン・ナベール研究	越門勝彦	三二〇〇円
精神科医島崎敏樹—人間の学の誕生	井原裕	二六〇〇円
バイオエシックス入門〔第三版〕	今井道夫 香川知晶 編	二三八一円
バイオエシックスの展望	坂井昭宏 松岡悦子 編著	三二〇〇円
動物実験の生命倫理—個体倫理から分子倫理へ	大上泰弘	四〇〇〇円
生命の神聖性説批判	H・クーゼ 訳者代表 飯田亘之	四六〇〇円
カンデライオ（ジョルダーノ・ブルーノ著作集 1巻）	加藤守通訳	三二〇〇円
原因・原理・一者について（ジョルダーノ・ブルーノ著作集 3巻）	加藤守通訳	三二〇〇円
英雄的狂気（ジョルダーノ・ブルーノ著作集 7巻）	加藤守通訳	三六〇〇円
ロバのカバラ—ジョルダーノ・ブルーノにおける文学と哲学	N・オルディネ 加藤守通訳	三六〇〇円
食を料理する—哲学的考察	松永澄夫	二〇〇〇円
言葉の力（音の経験・言葉の力第I部）	松永澄夫	二五〇〇円
音の経験（音の経験・言葉の力第II部）	松永澄夫	二八〇〇円
環境 安全という価値は…—言葉はどのようにして可能となるのか	松永澄夫編	二〇〇〇円
環境 設計の思想	松永澄夫編	二三〇〇円
サンヴァラ系密教の諸相—行者・聖地・身体・時間・死生	杉木恒彦	五八〇〇円

〒113-0023 東京都文京区向丘 1-20-6 TEL 03-3818-5521 FAX03-3818-5514 振替 00110-6-37828
Email tk203444@fsinet.or.jp URL:http://www.toshindo-pub.com/

※定価：表示価格（本体）＋税